新 要点チェック

歯科技工士国家試験対策

新出題基準準拠

4

有床義歯技工学

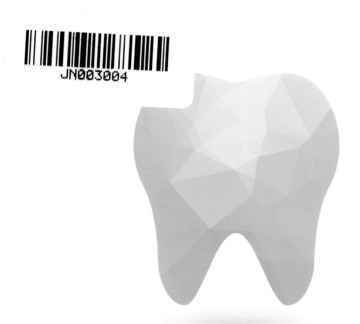

JN003004

医歯薬出版株式会社

序

　2015年までの歯科技工士国家試験は厚生労働省から各都道府県に事務委託され，都道府県単位で実施されていたが，歯科技工士法の一部改正により，2016年から全国統一国家試験となりました．それまでの経緯を思い返してみると，歯科技工関係者にとって非常に感慨深いものだと思います．関係者各位のご尽力に，改めて深甚なる感謝の意を表します．

　これから国家試験を受験される方にとっては，「全国統一」歯科技工士国家試験は当たり前のことのように感じられるかもしれませんが，そこに達するまでに長い時間を必要としたことを忘れてはなりません．

　さらに，2019年からは教育の大綱化が行われ，またこれまでの時間制から単位制に移行しました．これによって，各学校において学校独自のカリキュラムが導入されています．

　本書は，2020年度の歯科技工士国家試験から適用される新出題基準に対応できるように，1986年からの「注解歯科技工士国家試験問題集（第1版～第4版）」，1999年からの「新編　注解歯科技工士国家試験問題集（第1版～第2版）」，2012年からの「新　注解歯科技工士国家試験問題集」，そして2016年からの「要点チェック」シリーズの内容を一新して刊行するものです．これまでのシリーズの優れた点を継承し，さらに改善を加えて，国家試験対策はもちろん，日々の学習においても知識の整理ができるように配慮を施しました．また，付録の赤シートで文字を隠せるようにすることで，より効率的な学習が可能となるようにしました．

　今後も時代に合った内容の見直しや改訂を行い，少しでも本書が学生や国家試験受験生の役に立つことを期待してやみません．

2020年4月

関西北陸地区歯科技工士学校連絡協議会

会長　作田　　守

科目担当編集委員　上西　永司（主担）
有井　貴彦，荻野　　毅
柿本　和俊，倉田　浩二
紺道　雅人，佐々木雅義
西崎　　宏，林　佳世子

1．「知識の整理と重要事項」の利用の仕方

　本問題集は歯科技工士国家試験対策を効率よく行えるよう，「2019年版　歯科技工士国家試験出題基準」に基づき全体の構成を考えてある．基本的に，各章のタイトルは出題基準の大項目，大見出し（例：**A 基準平面**）は出題基準の中項目，中見出し（例：**1．咬合平面**）は出題基準の小項目に対応している．したがって，本問題集に取り組むことで，国家試験の出題範囲をひととおりマスターすることができる．

　文章中，図表中の重要な語句については，付属の赤シートをかぶせることで消えるような色になっている．重要事項の確認に活用いただきたい．

2．「一問一答」の利用の仕方

　問題文中の重要語句と解答は赤シートで消える色とした．ページの左側と右側のそれぞれを赤シートで隠すことで，両方向から問題に取り組むことをおすすめする．

　（例）　問　外力を取り去っても，永久ひずみが残る性質は　　答　塑性

　（解答を隠した場合）

　外力を取り去っても，永久ひずみが残る性質は　→　（　？　）

　（問題文を隠した場合）

　塑性とは　→　外力を取り去っても，（　？　）が残る性質

3．チェック項目リスト（索引）の活用

　重要項目については巻末のチェック項目リストで自己点検ができるようチェック欄（□）を設けた．試験直前の重要項目の再点検に活用してほしい．

目 次

第 1 章

有床義歯技工に関する基礎知識

📖 知識の整理と重要事項

A 有床義歯の種類

有床義歯には全部床義歯（総義歯）と部分床義歯（局部床義歯）がある．全部床義歯は残存歯が全くない症例に使用する義歯のことであり，部分床義歯は1歯欠損から1歯残存までの症例に使用される義歯をいう．

1. 全部床義歯（総義歯）（図1-1左）

上下顎のいずれか，あるいは上下顎ともにすべての天然歯が欠損した無歯顎の患者に対して用いられる補綴装置で，患者自身で着脱可能な可撤性補綴装置である．人工歯と義歯床から構成され，失った天然歯や歯肉，歯槽骨を人工物に置き換える．

日本では江戸時代の初期に，木や象牙に彫刻を施す細工師から分かれたと思われる入れ歯師によって，木床全部床義歯が製作されたといわれている．

> 天然歯は人工歯に置き換えられ，歯肉と歯槽骨は義歯床に置き換えられる．

> 全部床義歯の構成要素や各部の名称は2章を参照．

2. 部分床義歯（局部床義歯）（図1-1右）

残存歯がある場合に用いられる可撤性補綴装置を部分床義歯という．人工歯，義歯床，支台装置および連結子からなる．

残存歯がある場合の補綴には，部分床義歯だけではなく固定性補綴装置（ブリッジ）も使用される．部分床義歯の適応症例となるのは主に，①支台歯の骨植などに問題があり固定性補綴装置が応用できない場合，②欠損部の後方（遠心）に歯が存在しない遊離端欠損症例，③多数歯欠損の中間欠損症例などである．

> 部分床義歯の構成要素の詳細は8章を参照．

B 有床義歯の使用目的による分類

1. 最終義歯（本義歯）

抜歯創が完全に治癒して粘膜状態が安定した後，また必要な前処理が完了した後に，診療計画に基づいて最終的に製作される義歯をいう．

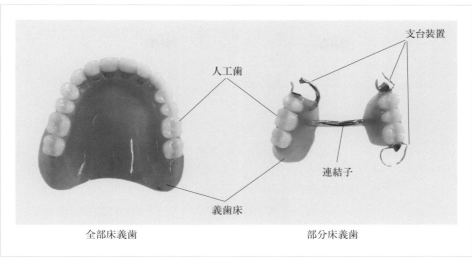

図 1-1　全部床義歯と部分床義歯

2. 暫間義歯（仮義歯）

最終義歯が装着されるまでの間，一定期間だけ装着される義歯をいい，以下の目的がある．
① 咀嚼，発音などの機能と審美性の維持
② 咬合高径の保持
③ 義歯への順応

1）即時義歯

抜歯前の作業用模型上で抜歯後の状態を予測して義歯を製作し，抜歯後ただちに装着する義歯をいい，以下の目的がある．
① 抜歯後の審美性の回復
② 咀嚼，発音などの機能低下の防止
③ 抜歯創の保護による治癒の促進
④ 最終義歯への順応

2）治療用義歯

最終義歯が装着されるまで，咬合高径の改善や義歯に対して慣れるために装着される義歯をいい，以下の目的がある．
① 病的な粘膜の調整
② 咬合関係の改善
③ 暫間義歯として使用

3）移行義歯

近い将来，残存歯の抜歯や義歯の修理，全部床義歯への移行が見込まれる場合に装着される義歯をいい，抜歯後の治癒を待ちながらも機能と形態

を確保し，最終義歯へスムーズに移行できるように製作される義歯である．また，旧義歯に増歯，修理をして使用する場合もある．

C 形態的基礎知識

1. 基準平面

下顎運動を示すための基準となる平面で，咬合器の基準平面として用いられる（図1-2）．

1）咬合平面

切歯点と下顎左右側第二大臼歯遠心頬側咬頭頂を含む仮想平面をいう．カンペル平面とほぼ平行である．

2）カンペル平面

生体で，鼻翼下縁と耳珠上縁（または外耳道の中央）を結んだ線で決定される仮想平面をいう．正常な天然歯列をもつ人では，咬頭嵌合位時の咬合平面はこの平面とほぼ平行なため，全部床義歯の咬合平面を決定する際に応用される．

3）フランクフルト平面

頭蓋に対する水平面であり，耳珠上縁（または外耳孔の最上縁）と眼窩下点を結んでできる平面をいう．眼耳平面ともよばれ，調節性咬合器の多くがこの平面を基準としている．

> ▶切歯点
> 下顎左右側中切歯の近心隅角間の中点．

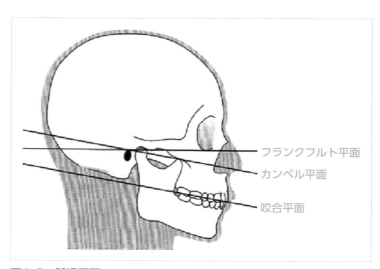

フランクフルト平面
カンペル平面
咬合平面

図1-2 基準平面

2. 歯列と顎堤

1) 歯　列

口腔内において，上顎の歯槽突起と下顎の下顎骨の歯槽部に，一定の位置と順序に従って歯が並んでいる状態を歯列といい，歯列が描く楕円形に近い曲線を歯列弓という．

2) 顎　堤

抜歯後に抜歯創が治癒すると歯肉は堤状に高まる．その形態を顎堤（歯槽提）という．また，顎堤が描く一連の曲線を顎堤弓という．

3. 上下顎の解剖学的ランドマーク

1) 上顎の解剖学的ランドマーク（図1-3上）

(1) 硬口蓋

上顎顎堤に囲まれ，口蓋粘膜に覆われた硬い部位をいう．硬口蓋の後方には軟口蓋がある．

(2) 切歯乳頭

正中部の歯槽頂に近い部分にある．粘膜下には切歯孔という骨の孔が存在する．

(3) 正中口蓋縫線

硬口蓋の正中部に存在する．

(4) 口蓋隆起

口蓋中央付近の口蓋縫線部分にしばしばみられる隆起である．被覆粘膜は薄い．

(5) 口蓋ヒダ（横口蓋ヒダ，口蓋皺襞（すうへき））

口蓋縫線を挟んで第二小臼歯より前方に存在するヒダである．

(6) 口蓋小窩

口蓋縫線の後端部に正中を挟んで両側に存在する．

(7) 上顎結節

上顎顎堤の後端部は，もともと歯が存在しなかったため骨の吸収が少なく，結節状を呈して突出していることが多い．これを上顎結節という．被覆粘膜は薄く硬い．

(8) ハミュラーノッチ（翼突上顎切痕）

上顎結節の遠心端にみられる骨の凹部である．その上に翼突下顎ヒダというヒダが通っているため，模型上では不明確である．

(9) アーライン

ハミュラーノッチと口蓋小窩を結んだ線よりもやや後方からは軟口蓋となる．軟口蓋と硬口蓋の境界線は，「アー」と発音したときに振動するため，アーラインとよばれる．一般的に上顎義歯の口蓋後縁はアーラインの

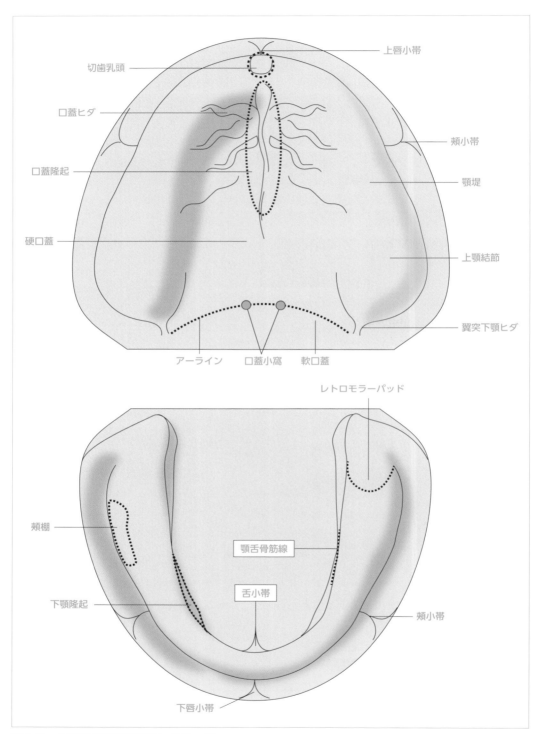

図1-3　上下顎の解剖学的ランドマーク

（関西北陸地区歯科技工士学校連絡協議会編：有床歯科技工　歯科技工学実習トレーニング．医歯薬出版，東京，2011．を改変）

位置に設定する.

(10) 口腔前庭

　顎堤弓と口唇，頬との間に挟まれた空間で，模型上では溝状になる．この空間の厚みと長さを適切に義歯に再現することが重要である．

(11) 小帯

　上顎顎堤外側部の正中に上唇小帯，左右小臼歯部に頬小帯がある．咀嚼，発音時の可動性が大きいため，義歯床縁は小帯を避けて設定する.

2）下顎の解剖学的ランドマーク（図1-3下）

(1) レトロモラーパッド

　下顎顎堤の後端にみられる軟組織の高まりであり，上顎結節のような骨の隆起ではない．この部分は有歯顎時から最後臼歯の後方に存在し，歯の喪失による影響が少ないため，義歯床後縁の設定や人工歯排列時の指標となる.

(2) 頬棚（きょうだな）

　下顎顎堤の大臼歯部頬側付近にみられる比較的平坦な部分である．この部分は粘膜下の骨が緻密であり，義歯の咬合圧を受けるのに適している.

(3) 顎舌骨筋線

　下顎小臼歯部から大臼歯部の舌側に存在している．後上方から前下方に稜線上に走っており，顎舌骨筋の付着部である.

(4) 下顎隆起

　下顎顎堤舌側の小臼歯部にみられる高まりであり，義歯装着時や咀嚼時に障害となることが多い.

(5) オトガイ棘（きょく）・オトガイ結節

　顎堤の吸収が著しい症例では，下顎正中部舌側にオトガイ棘，唇側にオトガイ結節という筋の付着部の高まりがみられることがある.

(6) オトガイ孔

　下顎第二小臼歯部の頬側粘膜下骨面に存在する神経や血管の通り道である．顎堤の吸収が著しい症例では歯槽頂にみられることもある.

(7) 小帯

　前歯部唇側に下唇小帯，左右小臼歯部頬側に頬小帯，下顎顎堤舌側の正中部に舌小帯が存在する.

(8) 口腔底

　口腔の下壁であり，下顎骨内面の舌下粘膜部と舌からなる.

D 審美的基礎知識

　歯の欠損により，顔面の口腔周囲組織にはさまざまな形態的変化が現れ，老人様顔貌とよばれる特徴をみせるようになる．適切な有床義歯を装着することで外観の改善・回復をはかることができるが，そのためには歯科医師から提供される顔貌やSPA要素についての情報をもとに義歯を製作する必要がある．

[老人様顔貌の特徴]

- 顔面高の短縮
- オトガイ部の前突
- 頬の凹陥（へこみ）
- 口裂の縮小・陥没
- 口唇の放射状のしわや鼻唇溝の著明化

▶**口裂**
口腔の入り口をなす皮膚の裂け目のこと．口唇は口裂を取り囲んでいる．

▶**鼻唇溝**
鼻翼から口角にかけて走る浅い溝のこと．「ほうれい線」ともよばれる．

1. 顔貌と歯の形態

　上顎中切歯の形態は，その人の顔貌外形の特徴とよく似ていて，方形，卵円形，尖形，およびこれらの混合形に分けることができる．

　また歯の形態は性別とも関係があり，女性の歯は小さく丸みがあり，男性の歯は大きくて角張る傾向にある．

　年齢との関係では，増齢に伴い切縁部の咬耗などが著明になる．

2. SPA要素

　SPA要素とはsex（性別），personality（性格），age（年齢）の3つの要素のことであり，人工歯選択（歯冠形態，色調）および人工歯排列などの際にこれらの要素を考慮することによって，義歯の審美性を高めることができる．

機能的基礎知識　　　　　　　　　　　　※出題基準外

1. 咬合力

　　咀嚼筋の力により上下顎の歯の咬合面に加わる力を咬合力という．全部床義歯装着者での咬合力は，正常天然歯列者に比べ1/3以下で，場合によっては1/10〜1/20と小さくなる．

2. 咀嚼能率

　　食物を介して上下顎の歯の咬合面に加わる力を咀嚼力といい，一定回数の咀嚼による食物の粉砕程度を咀嚼能率という．全部床義歯装着者の咀嚼能率は天然歯列者の7〜77％（平均25％）であると報告されている．咀嚼能率の値は，義歯製作の良否に大きく影響を受ける．

3. 発　音

　　天然歯が欠損すると口腔内の環境が変化し，発音障害を起こすことがある．義歯によって歯や歯肉形態を回復することで，発音機能を回復することができる．ただし，義歯の咬合高径や人工歯排列位置が不適切であると，かえって発音障害を招くことがある．

一問一答

A 有床義歯の種類

問1 すべての天然歯が欠損した症例に使用する可撤性補綴装置の名称は

答1 全部床義歯（総義歯）

問2 答1により人工物に置き換えられるのは

答2 ①天然歯
②歯肉
③歯槽骨

問3 江戸時代初期に入れ歯師によって製作されたのは

答3 木床全部床義歯

問4 残存歯がある場合に使用する可撤性補綴装置の名称は

答4 部分床義歯（局部床義歯）

問5 答4の基本的な構成要素は

答5 ①人工歯
②義歯床
③支台装置
④連結子

問6 答4の適応症例は

答6 ①支台歯の骨植などの要因で固定性補綴装置（ブリッジ）が応用できない場合
②遊離端欠損症例
③多数歯欠損の中間欠損症例

問7 答4の適応症例のうち，欠損部の後方に歯が存在しない症例を何というか

答7 遊離端欠損症例

B 有床義歯の使用目的による分類

問7 抜歯創が完全に治癒した後の安定した粘膜状態に合わせて製作される義歯は

答7 最終義歯（本義歯）

問8 最終義歯が装着されるまでの間，一定期間だけ装着される義歯は

答8 暫間義歯（仮義歯）

問 **9**	抜歯前の作業用模型上で製作し，抜歯後ただちに装着する義歯は	答 **9**	即時義歯
問 **10**	答**9**の製作に用いるのはどのような模型か	答 **10**	抜歯後の状態を予測して加工した作業用模型
問 **11**	答**9**の目的は	答 **11**	①抜歯後，ただちに審美性を回復する ②正常な咬合関係を保持する ③抜歯創を保護し，異物による刺激を少なくする
問 **12**	最終義歯が装着されるまで，咬合高径の改善や義歯に対する慣れのために装着する義歯は	答 **12**	治療用義歯
問 **13**	義歯床の修理や全部床義歯への移行に容易に対応できるようにした義歯は	答 **13**	移行義歯

C 形態的基礎知識

問 **14**	切歯点と下顎左右側第二大臼歯遠心頰側咬頭頂を含む仮想平面は	答 **14**	咬合平面
問 **15**	鼻翼下縁と耳珠上縁（または外耳道の中央）を結んでできる仮想平面は	答 **15**	カンペル平面
問 **16**	眼窩下点と耳珠上縁（または外耳孔の最上縁）を結んでできる平面は	答 **16**	フランクフルト平面
問 **17**	口腔内で，歯が一定の位置と順序に従って並んでいる状態は	答 **17**	歯列
問 **18**	答**17**が描く楕円形に近い曲線は	答 **18**	歯列弓
問 **19**	抜歯後に歯肉が堤状に高まった形態は	答 **19**	顎堤
問 **20**	答**19**が描く一連の曲線は	答 **20**	顎堤弓
問 **21**	上顎の顎堤に囲まれた部位は	答 **21**	硬口蓋

問22	正中に一致して歯槽頂に近い部分にある楕円形の隆起は	答22	切歯乳頭
問23	硬口蓋の正中部に存在するのは	答23	正中口蓋縫線
問24	口蓋中央付近の口蓋縫線部分にみられる骨質の隆起は	答24	口蓋隆起
問25	口蓋縫線を挟んで第二小臼歯より前方にみられるヒダは	答25	口蓋ヒダ（横口蓋ヒダ，口蓋皺襞）
問26	口蓋縫線の後端部に正中を挟んで両側に存在するのは	答26	口蓋小窩
問27	上顎顎堤の後端部にあり，上顎骨が結節状を呈して突出しているものは	答27	上顎結節
問28	上顎結節の遠心端にみられる骨の凹部は	答28	ハミュラーノッチ
問29	答28の上を通るヒダは	答29	翼突下顎ヒダ
問30	軟口蓋と硬口蓋の境界にできる振動境界線は	答30	アーライン
問31	顎堤弓と口唇・頬との間に挟まれた空間は	答31	口腔前庭
問32	上顎顎堤外側部の正中付近に付着しているヒダは	答32	上唇小帯
問33	左右小臼歯部付近に付着しているヒダは	答33	頬小帯
問34	下顎顎堤の後端にみられる軟組織の隆起は	答34	レトロモラーパッド
問35	下顎顎堤の大臼歯部頬側付近にみられる比較的平坦な部分は	答35	頬棚
問36	下顎小臼歯部から大臼歯部の舌側にあり，後上方から前下方に稜線状に走っているのは	答36	顎舌骨筋線
問37	下顎顎堤舌側の小臼歯部付近にみられる骨の高まりは	答37	下顎隆起
問38	下顎正中部舌側にできる筋の付着部の高まりは	答38	オトガイ棘
問39	下顎正中部唇側にできる筋の付着部の高まりは	答39	オトガイ結節

問 **40**	下顎第二小臼歯部の頰側粘膜下骨面に存在する神経や血管の通り道は	答 **40**	オトガイ孔
問 **41**	下顎の前歯部唇側付近に付着しているヒダは	答 **41**	下唇小帯
問 **42**	下顎顎堤舌側の正中部付近に付着しているヒダは	答 **42**	舌小帯
問 **43**	下顎骨内面の舌下粘膜部と舌からなる口腔の下壁は	答 **43**	口腔底

D 審美的基礎知識

問 **44**	歯の欠損による顔面の形態的変化が現れた顔貌を何というか	答 **44**	老人様顔貌
問 **45**	上顎中切歯の形態はどのように分類されるか	答 **45**	①方形 ②卵円形 ③尖形 ④混合形
問 **46**	女性の歯の形態の傾向は	答 **46**	小さくて丸みがある
問 **47**	男性の歯の形態の傾向は	答 **47**	大きくて角張る
問 **48**	SPA 要素のうち S は	答 **48**	性別（sex）
問 **49**	SPA 要素のうち P は	答 **49**	性格（personality）
問 **50**	SPA 要素のうち A は	答 **50**	年齢（age）

第 2 章

全部床義歯の特性

知識の整理と重要事項

A 構成要素

全部床義歯は義歯床と人工歯から構成される（図2-1）.

1. 人工歯

天然歯列の存在していた場所に相当する部分で，陶材，レジン，硬質レジン，金属などが用いられる.

臼歯部は，強靱で解剖学的・機能的形態を備えており，前歯部は，審美性を満たす必要がある.

2. 義歯床

人工歯以外のすべての部分で，歯槽部を回復し，人工歯を保持する. 歯槽部のほか，床翼部や上顎の口蓋部を覆う口蓋床からなる.

1) 義歯床の役割

① 顎堤粘膜と接触して義歯を口腔内に維持する.
② 人工歯に加わる咬合力を義歯床下の顎堤粘膜に伝える.
③ 上顎口蓋部では，舌が口蓋床に食塊を押しつけて咽頭に送り込むため，嚥下機能においても重要な役割を果たす.

2) 義歯床各部の名称

義歯床の表面は，部位によって以下の3つに分けられている.
① **義歯床粘膜面（基底面）**：顎堤粘膜と密着する部分で，義歯の維持・安定に関与するとともに，咀嚼圧を顎堤粘膜に伝える役割を担う.
② **義歯床研磨面**：唇，頰と舌が接触する部分で，義歯の維持・安定に大きく関係する.
③ **床縁**：義歯床の研磨面部と粘膜面部の境界部分をいう. 形態はコルベン状（図2-2参照）になっており，義歯の維持に大切な部分である.

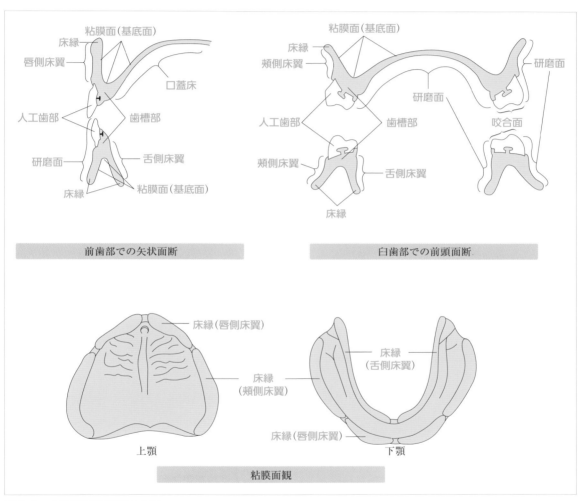

図2-1　**全部床義歯各部の名称**
（全国歯科技工士教育協議会編：最新歯科技工士教本　有床義歯技工学．医歯薬出版，東京，2017.）

B 維持，安定，支持

1. 義歯の維持

静的な状態で義歯を離脱させようとする力に対して抵抗することをいう．物理的維持と解剖的維持に分けられる．

1）物理的維持

全部床義歯の維持に関わる物理的要素は，義歯床粘膜面と義歯床下粘膜の間に生じる接着，粘着，吸着などの物理的な力である．これには，床縁の封鎖，床面積，唾液のほか，義歯の頰・舌側から受ける筋圧のバランスなどが影響する．

［物理的維持の３つの要素］

- **接着**：相接する２つの物体の接合面に現れる分子間引力によって生じる現象で，その引力を接着力という．接着力は接する物体の面積が広いほど大きくなる．
- **粘着**：異質の２つの物質が接したときに異分子が互いに牽引粘着する現象をいい，このときに作用する分子力を粘着力という．義歯床と義歯床下粘膜との狭い間隙に唾液が介在することで粘着力が得られる．
- **吸着**：咬合圧や吸引によって義歯床と義歯床下粘膜との間の空気が排除されて，ここに陰圧が生じ，義歯床が義歯床下粘膜に向かって圧迫されている状態をいい，その仕組みは辺縁封鎖とよばれている．その目的のため筋圧形成（床縁形成）という特殊な印象方法が行われる場合がある．

2）解剖的維持

義歯床に覆われる顎堤の形態や顎堤粘膜の性状，義歯床周囲組織によって影響される．

［解剖的維持を得るための技工操作］

- 顎堤の形態，顎堤粘膜の性状への配慮：隆起部やフラビーガムなどにリリーフを行うことで，咬合圧負担を均等化する．
- 義歯床周囲組織への対応：
  ① 小帯部などの可動組織から床縁を離す．
  ② 床縁の形態をコルベン状（図2-2）にし，義歯周囲筋の働きを義歯の維持に利用する．

2. 義歯の安定

咀嚼，嚥下および発音などの機能時に生じる，義歯を動揺・離脱させようとする力に対して抵抗することをいう．全部床義歯では特有の配慮が必

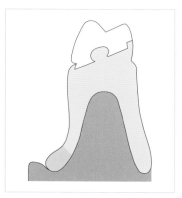

図2-2　コルベン状の床縁形態
（関西北陸地区歯科技工士学校連絡協議
会編：有床歯科技工　歯科技工学実習ト
レーニング．医歯薬出版，東京，2011.）

要となり，適切な人工歯排列，咬合関係や人工歯の咬頭傾斜などを与える
必要がある．

3. 義歯の支持

　義歯に加わる咬合力や咀嚼力を支えることをいう．義歯の支持様式に
は，歯根膜負担，歯根膜粘膜負担，粘膜負担の3つがある．全部床義歯は
粘膜負担義歯である．

一問一答

A 構成要素

問**1** 天然歯列の存在していた場所に相当する義歯の構成要素は

答**1** 人工歯

問**2** 答**1**の製作に用いられる材料は

答**2** ①陶材
②レジン
③硬質レジン
④金属 など

問**3** 臼歯部人工歯に要求される要件は

答**3** ①強靱であること
②解剖学的・機能的形態をもつこと

問**4** 前歯部人工歯に要求される要件は

答**4** 審美性

問**5** 全部床義歯の構成要素のうち，人工歯以外の部分は

答**5** 義歯床

問**6** 答**5**の表面の部位はどのように分けられるか

答**6** ①義歯床粘膜面（基底面）
②義歯床研磨面
③床縁

問**7** 全部床義歯床縁の唇・頬側部の形態は

答**7** コルベン状

B 維持，安定，支持

問**8** 義歯の維持とは，どのような状態のときに義歯床下粘膜から義歯を離脱させようとする力に対して抵抗することか

答**8** 静的な状態

問**9** 「義歯の維持がよい」とはどのような状態か

答**9** ①装着された全部床義歯が 正しい位置に保たれて いる
② 義歯床下粘膜への適合 が良好で，転覆や離脱 などを起こさない

問 **10**	義歯の物理的維持を得るために必要な3つの現象は	答 **10**	①接着 ②粘着 ③吸着
問 **11**	**答10**のうち，ポストダムによって向上するのは	答 **11**	吸着
問 **12**	**答10**のうち，不動粘膜の面積が関係するのは	答 **12**	接着
問 **13**	相接する2つの物体の接合面に現れる分子間引力によって生じる現象は	答 **13**	接着
問 **14**	異質の2つの物質が接したときに異分子が互いに牽引粘着する現象は	答 **14**	粘着
問 **15**	義歯床と義歯床下粘膜との間の空気が排除されることで陰圧が生じ，義歯床が義歯床下粘膜に向かって圧迫されている状態は	答 **15**	吸着
問 **16**	コルベン状形態の付与により向上するのは	答 **16**	解剖的維持
問 **17**	口腔の機能時に義歯を動揺・離脱させようとする力に抵抗することを何というか	答 **17**	義歯の安定
問 **18**	咬合圧や咀嚼圧を支えることを何というか	答 **18**	義歯の支持
問 **19**	全部床義歯に両側性平衡咬合を付与することにより向上するのは，維持・安定・支持のうちどれか	答 **19**	安定
問 **20**	人工歯排列が関係するのは，維持・安定・支持のうちどれか	答 **20**	安定
問 **21**	唾液が関係するのは，維持・安定・支持のうちどれか	答 **21**	維持
問 **22**	義歯の支持様式の種類は	答 **22**	①歯根膜負担 ②歯根膜粘膜負担 ③粘膜負担

第 3 章

全部床義歯の印象採得に伴う技工作業

📖 知識の整理と重要事項

A 研究用模型の製作

研究用模型は，口腔内診断，治療方針の立案，個人トレーの製作などに利用される．

研究用模型を得るために，既製トレーを用いて概形印象を行う．一般にアルジネート印象材が用いられ，取り扱いが難しいモデリングコンパウンドは最近ほとんど用いられていない．

B 個人トレーの製作

既製トレーで得た概形印象により製作された研究用模型から，患者個々の口腔内により適合した個人トレーを製作し，精密印象を行う．個人トレーの設計は歯科医師が決定し，その指示に従う．印象方法によりリリーフ，スペーサー，ストッパーの位置や形態が異なる．

1. 個人トレーの外形線

床外形線は歯科医師が決定し，研究用模型に記入する．
- **解剖学的印象時**：個人トレーの外形線は床外形に一致させる．
- **機能印象時**：筋圧形成を行うのにモデリングコンパウンドなどを添加するスペースが必要なため，個人トレー外形線は床外形線より2～3 mm短くする（図3-1）．ただし，上顎口蓋後縁部は，床外形

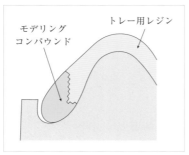

モデリングコンパウンド　トレー用レジン

図3-1　モデリングコンパウンドの付与
（関西北陸地区歯科技工士学校連絡協議会編：有床歯科技工　歯科技工学実習トレーニング．医歯薬出版，東京，2011．）

線よりやや長めに設定する.

2. 研究用模型の修正

　　研究用模型に歯科医師の指示によるリリーフやスペーサーを付与し，研究用模型を修正する.

1）リリーフ（緩衝）

　　印象圧を小さくしたい部位にリリーフを行う. 隙間を大きくすれば，より印象圧を小さくできる. その他，アンダーカット部もワックスで埋める.

（1）リリーフ部位

① 口蓋隆起

② 下顎隆起

③ 顎舌骨筋線部

④ 骨の鋭縁部

⑤ フラビーガム

⑥ 切歯乳頭（切歯孔部）

⑦ オトガイ孔部

⑧ 比較的新しい抜歯窩　　など

2）スペーサー

　　個人トレーと顎堤粘膜の間に，ある一定の厚さの印象材が介在できるようにするためのものである. 歯科医師が指示する厚さによりパラフィンワックスやシートワックスなどを圧接する.

3. トレー用常温重合レジンの圧接

　　個人トレーの使用材料としては，主にトレー用常温重合レジンが用いられる.

　　トレー用常温重合レジンを練和し，餅状になったものを厚さが3 mm程度で平坦となるように伸ばした後，分離剤の塗布された研究用模型上に2 mm程度の均一な厚さとなるように圧接する.

　　トレーの柄は，印象採得および撤去時に口唇，頬ならびに舌の運動を妨げない方向に取りつける. また，持ちやすく，力を加えても破折しない形状にする.

　　下顎には，口腔内でのトレー保持と加圧を目的として，臼歯部に咬合平面の高さのフィンガーレストを設ける場合がある.

4. 調　整

　　タングステンカーバイドバーなどを用いて，辺縁部がトレー外形線と一致するように調整する.

C　作業用模型の製作

1.　精密印象

　　　作業用模型を得るための印象で，歯周組織，顎堤粘膜などを精密かつ正確に採得する必要がある．

　　　精密印象には，一般的にシリコーンゴム印象材が用いられる．

1）解剖学的印象

　　　顎堤粘膜や顎付着筋などの解剖学的形態を静的な状態で印象採得する方法をいう．

2）機能印象

　　　咀嚼，嚥下，発音など，口腔が機能している状態を印象採得する方法である．

　　　咬合圧下にある義歯床下粘膜の形態を得るために，圧を加えて印象する方法（加圧印象），義歯床縁部に相当する粘膜の筋による動きを印象する方法（筋圧形成印象）などが含まれる．

2.　ボクシング

　　　印象の外周にワックスやボクシングメタルなどで箱枠を作る操作をいう．

1）ボクシングの手順

① 印象の辺縁より約5 mm下方にユーティリティワックスを巻きつけ，溶着する．

② パラフィンワックスやボクシングワックス，ボクシングメタルを印象の最高部より13 mmの高さになるように巻きつける．

③ 下顎の場合，舌側部は舌の空隙があるので，パラフィンワックスを切り取って口腔底部を封鎖する．

2）ボクシングの目的

① 印象辺縁の保護

② 作業用模型基底面の厚さ（10 mm）の確保

③ 注入した石膏の不必要な部分への流出防止

3.　石膏の注入

　　　ボクシング後，石膏を注入する．作業用模型の製作には，一般的に超硬質石膏もしくは硬質石膏が用いられる．

4.　作業用模型の仕上げ

　　　基底面は，口蓋および口腔底部の厚さが約10 mmとなるように形成す

無歯顎印象の辺縁部は，全部床義歯製作において最も大切な部位である．

作業用模型基底面には，技工作業に耐えられるだけの厚みが必要である．

る．側面は歯肉唇頬移行部から外側3 mm程度の石膏を残し，基底面と直角となるように削除して全体を丸型に仕上げる．また，辺縁部は基底面に対して約10°となるようにトリミングする．

一問一答

A 研究用模型の製作

問1 研究用模型を得るための印象は

答1 概形印象

問2 答1で使用する印象材は

答2 ①アルジネート印象材
②モデリングコンパウンド

問3 研究用模型から製作するのは

答3 個人トレー

B 個人トレーの製作

問4 個人トレーで行う印象は

答4 精密印象

問5 機能印象時，モデリングコンパウンドなどを添加するスペースとするため，トレー外形線は床外形線より何mm短くするか

答5 2〜3mm

問6 機能印象時，個人トレー外形線の上顎口蓋後縁部の長さは

答6 床外形線よりやや長くする

問7 印象圧を小さくする部位に設けるのは

答7 リリーフ

問8 答7を行う部位は

答8 ①口蓋隆起
②下顎隆起
③顎舌骨筋線部
④骨の鋭縁部
⑤フラビーガム
⑥切歯乳頭（切歯孔部）
⑦オトガイ孔部
⑧比較的新しい抜歯窩

問9 ある一定の厚さの印象材が介在できるように設けるのは

答9 スペーサー

問10 個人トレーの使用材料は

答10 トレー用常温重合レジン

問11 答10の圧接後の厚みは

答11 2mm

問 **12** 下顎の個人トレーに設ける場合があるのは

答 **12** フィンガーレスト

C 作業用模型の製作

問 **13** 作業用模型を得るための印象は

答 **13** 精密印象

問 **14** 顎堤粘膜や顎付着筋などの解剖学的形態を静的な状態で印象採得する方法は

答 **14** 解剖学的印象

問 **15** 咀嚼，嚥下，発音などの口腔機能を営んでいる状態を印象採得する方法は

答 **15** 機能印象

問 **16** 印象の外周にワックスなどで箱枠を作り，印象辺縁部を保護する操作は

答 **16** ボクシング

問 **17** 答**16**の目的は

答 **17** ①印象辺縁の保護
②作業用模型基底面の厚さ（10 mm）の確保
③石膏の不必要な部分への流出防止

問 **18** 答**16**でユーティリティワックスを溶着するのは印象辺縁より何mm下方か

答 **18** 5 mm

問 **19** 側面は歯肉唇頬移行部からどの程度の石膏を残すか

答 **19** 外側 3 mm程度

問 **20** 辺縁部は基底面に対して約何度となるようにトリミングするか

答 **20** 約10°

第 4 章

全部床義歯の咬合採得に伴う技工操作

A 咬合床の製作

1. 咬合床の役割

歯科医師により，前歯部人工歯排列の基準位置，仮想咬合平面，垂直および水平的な顎位が決定される．また，唇頬側部の豊隆の度合い，人工歯選択や排列の基準となる標準線（標示線）の記入などが行われる．この咬合床を介して上下顎の作業用模型を咬合器に装着する．

2. 床外形線と基準線

1）床外形線

印象採得が筋圧形成の場合，印象面の辺縁形態が床縁形態となるため，改めて設定しなくてもよい．ただし，口蓋後縁部とレトロモラーパッド部は記入する．

2）基準線

咬合床や全部床義歯製作の基準となる線を作業用模型上に記入する．

（1）正中線

上顎では切歯乳頭，（正中）口蓋縫線および左右口蓋小窩の中点，下顎では下唇小帯，舌小帯および左右レトロモラーパッド頂点を結ぶ線の中点を基準にして仮に定める．

（2）歯槽頂線

顎堤の形態的頂上部分を歯槽頂（顎堤頂）といい，これらを連ねた線は歯槽頂線とよばれ，前歯部，臼歯部に分けて作業用模型上に記入する．臼歯部，下顎前歯部の歯槽頂線は，咬合床製作の基準や人工歯排列の参考となる．

（3）レトロモラーパッド部の基準線

・レトロモラーパッド前縁
臼歯部人工歯の大きさと人工歯排列の最後方の位置の基準となる．

・レトロモラーパッドの高さの1/2
臼歯部咬合堤の高さの基準となる．

3. リリーフ（緩衝）

　　義歯床下の顎堤や口蓋粘膜は，硬軟，厚薄，被圧変位量などの違いがあり，咬合による圧力は部位によって差がある．その結果，義歯が不安定となり，粘膜の損傷，骨の異常吸収，神経症状および義歯床の破損などが発生することがある．そこで，これらを防止するため，義歯床下組織への部分的な圧の集中を避ける必要があり，その方法として作業用模型上に金属箔などを貼りつけて対応することをリリーフという．

1）リリーフを行う主な部位
（1）粘膜が薄く，咬合圧により疼痛を起こす部位
　　① 口蓋隆起
　　② 下顎隆起
　　③ 顎舌骨筋線
　　④ 骨の鋭縁部
（2）粘膜の弾性が大きく，変形する部位
　　① フラビーガム
（3）神経・血管の開口部
　　① 切歯孔部
　　② オトガイ孔部
（4）アンダーカット部
（5）経時的に変形する部位
　　① 比較的新しい抜歯窩

4. ポストダム（後堤法）

　　上顎義歯床口蓋後縁の外形線から前方方向へ作業用模型の粘膜面部を削除することをさす．これにより，完成した義歯内面のこの部分に堤状の高まりができ，口蓋後縁封鎖がより確実となるため上顎義歯の維持力が向上する．また，機能印象時に使用する個人トレーに付与する場合もある．

> ポストダムは上顎のみに施す．

5. 基礎床と咬合堤

　　咬合床は，基礎床と咬合堤から構成される．
　　作業用模型上で，トレー用常温重合レジンなどを圧接，形態修正し基礎床を製作する．その後，ロール状にしたパラフィンワックスを歯槽頂線などを参考とし，基礎床に溶着して形態を整えながら完成させる．

1）基礎床
　　義歯床になる部分で，一般的にトレー用常温重合レジンが使用される．基礎床の所要条件は以下のとおりである．
　　① 咬合圧に耐える強度を有する．

② 口腔内温度で変形しない.

③ 技工操作が容易である.

④ 適合性に優れている.

2）咬合堤

失われた歯と顎堤に相当する部分である．口腔内における修正が可能な材料であることが必要で，一般的にパラフィンワックスが使用される.

（1）咬合堤の高さ

義歯床辺縁から計測して以下の高さとなるようにする.

① 上顎

- 前歯部…22 mm
- 臼歯部…18 mm

② 下顎

- 前歯部…18 mm
- 臼歯部…レトロモラーパッドの高さの1/2

（2）咬合堤の位置

切歯乳頭中央部から8～10 mm前方とし，仮想咬合平面となす角度が80～85°となるようにする．上顎最後方部は第一大臼歯まで設定する.

6. 標準線（標示線）

歯科医師が咬合床を用いて咬合採得を完了し，咬合堤の唇側面に人工歯選択・排列の基準として標準線（図4-1）を記入した後，上下顎の作業用模型とともに歯科技工士に手渡す.

（1）正中線

顔面の中央を通る仮想線で，上下顎中切歯の近心面の位置を示す.

（2）口角線

口唇を閉じたときの口角の位置を示す．上顎犬歯の遠心に一致し，前歯部人工歯の幅径を決める基準となる.

> 咬合堤の幅は，
> 前歯部：5 mm，
> 小臼歯部：7 mm，
> 大臼歯部：10 mm
> とする.

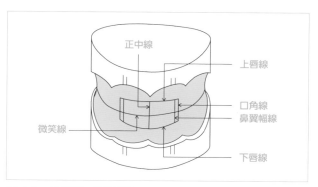

図4-1　標準線（標示線）

(3) 鼻翼幅線

鼻翼の外側からおろした垂線で，上顎犬歯尖頭に一致し，前歯部人工歯の幅径を決める基準となる．

(4) 笑線（上唇線と下唇線）

咬合状態で口唇を広げたときの上唇下縁と下唇上縁を示す線である．前歯部人工歯の長径を選択する基準となる．また，歯頸線の位置の指標となる．

(5) 微笑線

微笑したときの下唇の彎曲線で，上顎前歯切縁の彎曲位置の指標となる．

B 作業用模型の咬合器装着

全部床義歯に用いられる咬合器は，主に平均値咬合器と半調節性咬合器である．平均値咬合器では咬合平面板を，半調節性咬合器では専用のフェイスボウを使用して，それぞれ上顎作業用模型を咬合器に装着する．その後，上下顎咬合床を固定して下顎作業用模型を装着する．

1. 咬合平面板を用いた装着

平均値咬合器は，咬合平面板を咬合器の下弓に取りつけて，解剖学的な平均的位置に上顎作業用模型を装着する．

平均値咬合器，半調節性咬合器のいずれも，まず上顎作業用模型から装着する．

2. フェイスボウを用いた装着

フェイスボウは顔面頭蓋に対する上顎の位置を記録するもので，記録されたフェイスボウを用いて半調節性咬合器に上顎作業用模型を装着する．

［半調節性咬合器における作業用模型装着手順］
① フェイスボウレコード
② フェイスボウトランスファー
③ 上顎作業用模型装着
④ 下顎作業用模型装着
⑤ 咬合器の調節

3. スプリットキャスト法

咬合器と作業用模型を分離できるように分割面を製作する方法であり，その目的は義歯の重合後に重合前と同じ位置に作業用模型を再装着することである．スプリット間の溝はV字形もしくはU字形に形成する．

咬合器の調節は，前方咬合位のチェックバイト記録を用いて，矢状顆路傾斜角を調節する．

C ゴシックアーチ描記法

1. 目 的

　患者の下顎限界運動を描記し，水平的な顎間関係の決定や診断を行うための操作をゴシックアーチ描記法という．咬合採得が終了した作業用模型を咬合器に装着した後に行われ，咬合器に装着されている下顎位に誤りがあると歯科医師により診断されれば，下顎作業用模型を再装着することとなる．

2. 描記装置の取り付け

　ゴシックアーチ描記装置は，一定の咬合高径を保つための中央支桿装置と，描記装置からなる．

　またゴシックアーチ描記法には，ゴシックアーチが描記される場所によって口内法と口外法がある．

1) 口内法

　口内法では，下顎咬合堤に描記板を取り付け，中央部に位置決めのディスクやプラスチック板を介して描記針を上顎基礎床に付着させ，口腔内でゴシックアーチを描記できるようにする．

2) 口外法

　口外法では，口腔内の同部位に中央支桿装置を設置し，口腔外に描記板と描記針を設置する．

一問一答

A 咬合床の製作

問 1	咬合床の構成要素は	答 1	基礎床と咬合堤
問 2	基礎床の材料は	答 2	トレー用常温重合レジン
問 3	基礎床の具備条件は	答 3	①咬合圧に耐える強度を有する ②口腔内温度で変形しない ③技工操作が容易である ④適合性に優れている
問 4	咬合堤の材料は	答 4	パラフィンワックス
問 5	咬合堤の必要条件は	答 5	修正できる材料であること
問 6	上顎歯槽頂線の参考になる5点は	答 6	正中部 左右側犬歯部 左右側上顎結節
問 7	下顎歯槽頂線の参考になる5点は	答 7	正中部 左右側犬歯部 左右側レトロモラーパッド
問 8	レトロモラーパッド前縁を参考にできるものは	答 8	①人工歯排列の最後方の位置 ②臼歯部人工歯の大きさ
問 9	レトロモラーパッドの高さの1/2を参考にできるものは	答 9	下顎臼歯部咬合堤の高さ
問 10	義歯床下組織への部分的な圧の集中を避けるために作業用模型に施す作業は	答 10	リリーフ（緩衝）

問**11** リリーフ（緩衝）を行う主な部位は

答**11** ①口蓋隆起
②下顎隆起
③顎舌骨筋線
④骨の鋭縁部
⑤フラビーガム
⑥切歯孔部
⑦オトガイ孔部
⑧アンダーカット部
⑨比較的新しい抜歯窩　**など**

問**12** 口蓋後縁部の封鎖を確実にするために作業用模型の粘膜面を削除する作業は

答**12** ポストダム（後堤法）

問**13** 矢印で示す部位に形成されるのは

答**13** ポストダム

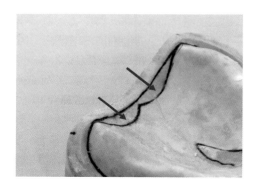

問**14** 上顎前歯部の義歯床辺縁からの咬合堤の高さは

答**14** 22 mm

問**15** 上顎臼歯部の義歯床辺縁からの咬合堤の高さは

答**15** 18 mm

問**16** 下顎前歯部の義歯床辺縁からの咬合堤の高さは

答**16** 18 mm

問**17** 下顎臼歯部の咬合堤の高さは

答**17** レトロモラーパッドの高さの1/2

問**18** 上顎咬合堤前縁の前後的な位置は

答**18** 切歯乳頭中央から8〜10 mm前方

問**19** 上顎咬合堤の最後方部の設定は

答**19** 上顎第一大臼歯部

問20	咬合採得後に咬合床に記入される標準線は	答20	①正中線 ②口角線 ③鼻翼幅線 ④上唇線 ⑤下唇線 ⑥微笑線
問21	答20のうち，上顎前歯部人工歯の長径を決める基準となるのは	答21	笑線（上唇線）
問22	答20のうち，顔面中央を通る仮想線で上下顎中切歯の近心面の位置を示すのは	答22	正中線
問23	答20のうち，下顎前歯部人工歯の長径を決める基準となるのは	答23	笑線（下唇線）
問24	答20のうち，前歯部人工歯の幅径を決める基準となるのは	答24	口角線，鼻翼幅線

B 作業用模型の咬合器装着

問25	全部床義歯に用いられる咬合器は	答25	①平均値咬合器 ②半調節性咬合器
問26	平均値咬合器に上顎模型を装着する器具は	答26	咬合平面板
問27	平均値咬合器の咬合平面板に平行な平面は	答27	カンペル（Camper）平面
問28	半調節性咬合器に上顎模型を装着する器具は	答28	フェイスボウ
問29	顔面頭蓋に対する上顎の位置関係を記録し，咬合器上弓に上顎模型を装着する操作は	答29	フェイスボウトランスファー
問30	義歯の重合後に重合前と同じ位置に作業用模型を再装着するために行う作業は	答30	スプリットキャスト法
問31	フェイスボウを用いるときに利用する平面は	答31	①フランクフルト（Frankfort）平面 ②カンペル（Camper）平面

C ゴシックアーチ描記法

問 **32**　水平的な顎間関係を確認するための方法は

問 **33**　ゴシックアーチ描記法の目的は

問 **34**　ゴシックアーチ描記装置の種類は

問 **35**　ゴシックアーチ描記装置を取り付ける段階は

答 **32**　ゴシックアーチ描記法

答 **33**　水平的な顎間関係の決定や診断

答 **34**　①口内法用
　　　　　②口外法用

答 **35**　咬合採得が終了した作業用模型を
　　　　　咬合器に装着した後

第 **5** 章

全部床義歯の人工歯排列と歯肉形成

知識の整理と重要事項

A 人工歯の種類

1. 材料による分類

1) 陶　歯

（1）長所

① 硬度，耐摩耗性，耐変色性に優れる．

② 吸水性を有しない．

（2）短所

① 義歯床用レジンと化学的結合がない．

② 耐衝撃性に劣る．

2) レジン歯・硬質レジン歯

（1）長所

① 義歯床用レジンと強固に化学的結合する．

② 衝撃に強い．

（2）短所

① 耐摩耗性に劣る．

② 吸水性がある（陶歯と比較して）．

③ 色調が変化しやすい．

3) 金属歯

臼歯に用いられる．

2. 形態による分類

1) 前歯部

上顎中切歯の歯冠形態は，顔型を逆にした形態に相似しているとされており，ウィリアムス（Williams）の三基本型である方形，尖形，卵円形のほか，混合形，短方形もある．

2) 臼歯部

（1）解剖学的人工歯

天然歯の標準的な形態を模倣してつくられた人工歯で，解剖学的な咬

> 陶歯は義歯床と化学的に結合しないため，機械的維持として，前歯部には維持ピン，臼歯部には維持孔が設けられている．

頭，溝などを有する．

　　咬頭傾斜角：30°以上

（2）**機能的人工歯**

　　解剖学的形態をもとにしつつ，下顎運動の円滑化，義歯の安定，咀嚼能率の向上などを考慮し，機能的な形態に変化させてつくられた人工歯．

　　咬頭傾斜角：20°

（3）**非解剖学的人工歯**

　　解剖学的形態とは無関係に，機能面を重視してつくられた人工歯で，平坦な咬合面形態をしている．無咬頭歯（0°臼歯）やブレード人工歯などが含まれる．

　　咬頭傾斜角：0°

B 人工歯の選択

1. 前歯部

1）形　態

　　ウィリアムス（Williams）の三基本型である方形，尖形，卵円形のほか，混合形，短方形もある．顔面形態，性格および性別などSPA要素を考慮して選択する必要がある．

2）大きさ

　　咬合堤に表示された標準線（標示線）を基準に6前歯の幅径，歯冠長を決定し，モールドガイド（形態見本）から選択する．

3）色　調

　　年齢，性別を考慮し，シェードガイド（色調見本）を用いて，顔，口唇，歯肉などと調和したものを選択する．若年者には淡くて透明度の高いものが，高齢者は濃くて透明度の低いものが，女性には男性よりも明るい色調のものが選択されることが多い．

2. 臼歯部

1）形　態

　　義歯床の面積が広く，顎堤の骨吸収が少ない場合は，咬頭傾斜角の急な解剖学的人工歯を選択する．

　　義歯床の面積が小さく，顎堤の吸収が大きい場合は，咬頭傾斜角の緩い機能的人工歯か非解剖学的人工歯を選択する．また，顆路傾斜が強ければ咬頭傾斜角が急なものを，顆路傾斜が弱ければ咬頭傾斜角の緩いものを使用する．

2）大きさ

排列された下顎犬歯遠心面からレトロモラーパッド前縁までの距離と4臼歯の幅径が一致するような人工歯を選択する．歯冠長は人工歯を排列する上下顎歯槽頂間のスペースによって選択する．

3）色　調

前歯部人工歯と調和した色調を選択する．

C 前歯部人工歯の排列

1. 上顎前歯部の排列

1）上顎法での前歯部人工歯排列

歯科医師による咬合平面設定において，安静時の上顎前歯部咬合堤下縁が上唇下縁よりやや下方に設定されている．排列は上顎から行い，下顎咬合堤上縁に上顎前歯部人工歯の切縁が位置するようにする．

2）下顎法での前歯部人工歯排列

歯科医師による咬合平面設定において，安静時の上顎前歯部咬合堤下縁が上唇下縁と同じ高さに設定されている．排列は上顎から行い，下顎咬合堤を約1mm切り取ったところに上顎前歯部人工歯の切縁が位置するようにする．

3）上顎前歯部の排列

歯科医師により上顎前歯部の咬合堤は口腔内で審美的，機能的に形成され，また標準線も刻入されている．排列はこれらを基準に行う．

2. 下顎前歯部の排列

発音機能の回復，平衡咬合維持のために上顎人工歯との間に適正な被蓋を与える．このとき，咬頭嵌合位（中心咬合位）では接触させずに偏心咬合位で接触させる咬合様式が基本である．

3. 水平被蓋と垂直被蓋

上顎前歯と下顎前歯の被蓋関係は，オーバーバイト（垂直被蓋）とオーバージェット（水平被蓋）によって決定される．この被蓋の程度によって，矢状切歯路傾斜角が決定される．

前歯部のオーバージェットが大きく，オーバーバイトが小さいほど，矢状切歯路傾斜角は小さくなる．

4. 個性的排列

表4-1に示すような排列によって患者の個性的な自然観を与えることができる．

表4-1 個性的排列の方法

	部位	個性的排列の方法	効果
捻転と傾斜	上顎中切歯	歯冠軸を変えずに，左右の中切歯の遠心切縁を唇側に出す	歯冠幅が広く見えて男性的な感じになる
		中切歯の遠心を舌側に入れる	歯冠の幅が狭く見えて女性的な感じになる
	上顎側切歯	遠心側を唇側に捻転させることで歯冠遠心部を強調する	力強く男性的な感じになる
		近心面が見えるように唇側を捻転させ，中切歯の遠心へ重ねる	柔らかく女性的な感じになる
	上顎犬歯	歯頸部の唇側移動	個性を表現する
		近心面をみせるような捻転	
		近心傾斜を少なくしてほぼ垂直にする	
形態修正	前歯部切縁	角張った形態にする	男性的になる
		丸みのある形態にする	女性的になる
切縁線	上顎6前歯の切縁を連ねた切縁線	直線的にする	男性的になる
		曲線的にする	女性的なやさしさを表現できる
歯列弓の形態	歯列弓	方形アーチ	力強い感じになる
		尖形アーチ	弱々しい感じになる
		卵円形アーチ	おだやかな感じになる

D 臼歯部人工歯の排列

1. 上顎法と下顎法

1）上顎法での臼歯部人工歯排列

歯槽頂間線法則を重視して，上顎の臼歯部人工歯から排列する方法である．上下顎臼歯を1歯対2歯の咬合で排列するための調整として，上顎犬歯と第一小臼歯の間に，テンチ（Tench）の間隙（0.5〜1.0 mm）を設けることがある．

2）下顎法での臼歯部人工歯排列

上顎に比べて維持・安定の確保が難しい下顎義歯の安定を優先して，下顎の臼歯部人工歯から排列する方法である．各臼歯の舌側が，下顎犬歯近心切縁隅角とレトロモラーパッドの舌側面を結ぶ線（パウンドライン）とほぼ一致するように排列する．

2. 頬舌的排列位置

1）歯槽頂間線法則

上下の歯槽頂を結ぶ歯槽頂間線上で上下顎の臼歯部人工歯が咬合するよ

上顎法は上顎第一小臼歯から，下顎法は下顎第一小臼歯から排列を始め，片顎の排列完了後，対合歯は第一大臼歯から排列する．

うに排列する法則である．もし人工歯を歯槽頂より外側に排列すると，咬合圧により歯槽頂を支点として義歯が回転，離脱する．

2）ニュートラルゾーン（筋圧中立帯）

全部床義歯の周囲にある唇頬側部の筋肉や舌による筋圧のバランスが保たれた空間をさす．バランスの崩れた空間に人工歯を排列すると，全部床義歯は筋圧の弱いほうに偏位する．

3）パウンドライン

下顎犬歯近心切縁隅角とレトロモラーパッドの舌側面とを結んだ仮想の直線である．各臼歯の舌側が，パウンドラインとほぼ一致するように排列する．下顎臼歯部人工歯の舌側咬頭がパウンドラインよりも舌側に排列されると，舌房が侵害される．

3．咬合平衡

1）両側性咬合平衡

側方咬合位において，作業側人工歯に加わる義歯の回転や離脱に関わる力の発現を，平衡側の咬合接触によって防止する咬合状態をいう．下顎の側方運動時に作業側，平衡側の両方において咬合接触を与え，義歯の安定をはかる．

2）片側性咬合平衡

咀嚼時に作業側に食塊が存在しても，義歯が離脱したり回転したりしないで，片側だけの咬合接触で安定しているような咬合状態である．

3）クリステンセン現象と調節彎曲

前方運動時に，平坦な咬合堤を有する咬合床の臼歯部に三角形の空間ができることを矢状クリステンセン現象という．同様に側方運動時に平衡側に三角形の空間ができることを側方クリステンセン現象という．完成した全部床義歯でこれらのクリステンセン現象が生じると，義歯の維持が損なわれるため，前方・側方運動時でも上下顎人工歯が接触するように人工歯排列時に一定の彎曲を与える．この彎曲の度合いは患者によって異なり，術者が調節するため，調節彎曲という．

① 矢状クリステンセン現象に対応→前後的調節彎曲
② 側方クリステンセン現象に対応→側方的調節彎曲

4．咬合様式

1）フルバランスドオクルージョン（両側性平衡咬合）

側方滑走運動時および前方滑走運動時に，作業側の歯だけでなく，前歯も含めた平衡側の歯も円滑に接触滑走して，両側性咬合平衡が成り立ち，義歯を安定させる咬合様式をいう．全部床義歯に望ましい咬合様式である．

前後的調節彎曲は矢状面からみた，側方的咬合彎曲は前頭面からみた人工歯列の彎曲である．

2) リンガライズドオクルージョン

　　咬頭嵌合位および側方滑走運動時に，上顎臼歯の舌側咬頭だけが下顎臼歯に接触することで咬合力を舌側へ誘導して，義歯の安定をはかる咬合様式である．全部床義歯に望ましい咬合様式である．

3) 交叉咬合排列

　　通常の臼歯部の被蓋とは逆に，下顎臼歯の頬側咬頭を上顎臼歯の頬側咬頭よりも頬側に排列し，上顎臼歯頬側咬頭を下顎臼歯の中心窩に嵌合させる排列法である．

　　顎堤吸収の進行により，上顎歯列弓が下顎歯列弓より小さく，仮想咬合平面に対する臼歯部の歯槽頂間線の角度が80°以下となった場合に適応する．

（1）ミューラー（Müller）法

　　上下顎左右側の臼歯部人工歯をすべて逆に用いて，臼歯部全体を反対被蓋にする方法．

（2）ギージー（Gysi）法

　　ミューラー法に準じるが，上顎歯列弓が小さくなるのを想定して $\underline{4}$ の位置に $\underline{5}$ の人工歯を排列し，$\overline{4}$ の人工歯は遠心端に排列するか，もしくは排列しない方法．

4) モノプレーンオクルージョン（無咬頭人工歯の排列）

　　人工歯の咬頭傾斜が0°である無咬頭人工歯を平面に排列した咬合をいう．咬合平衡を得るために，下顎の最後臼歯後方に急斜面のバランシングランプをつけて，前歯部と両側の3点接触咬合を付与することが多い．

E　歯肉形成

1. 目　的

　　義歯床の研磨面形態を整えることによって，義歯の維持，咀嚼，発音機能などを向上させる．

2. 研磨面の形態

1) 唇　側

　　① 歯根部を想定し，人工歯の歯槽部に豊隆を形成する．
　　② 特に上顎犬歯は豊隆を強調する．
　　③ 患者の年齢に応じて，歯肉縁の退縮や歯間乳頭の形態を変化させたり，スティップリングの形成を行うこともある．

2) 頬　側

　　歯槽部頬側の陥没を回復し，歯根部は清掃性を考慮する．

3) 舌　側

① すべての人工歯の歯頸部までを自然に近い形態にする.

② 下顎舌側部は床翼を凹面に形成する.

- 床翼を舌圧で押さえることによって義歯を安定させる.
- 舌房の確保.

4) 口蓋部

口蓋部は舌の接触により発音に大きく関係する. したがって, 歯肉形成では発音を考慮した形態とする.

① 前歯部の歯頸部から歯槽部はS字状隆起を形成する.

② 臼歯部の歯頸部から歯槽部は, わずかに豊隆を付与する.

③ 発音や軟らかい食物摂取に役立つとされる口蓋ヒダを付与する. しかし, 形態が不適切であると発音障害を起こす.

5) 床縁の形態

床縁は, 辺縁封鎖による義歯の維持を向上させ, 食片の侵入防止を目的として, その断面形態をコルベン状とする. 上顎口蓋部後縁は, 口蓋粘膜に自然移行するように形成する.

3. S字状隆起と口蓋ヒダ

S字状隆起と口蓋ヒダは, ともに舌の接触により発音に役立つとされる構造で, 上顎口蓋側に付与される. (上記参照).

試　適

人工歯排列と歯肉形成が完了したろう義歯は, 歯科医師によって患者の口腔内で試適が行われる.

[口腔内試適時の点検内容]

① 義歯床形態

② 審美性

③ 人工歯の排列位置

④ 咬合関係

⑤ 発音機能：発音時に舌が口蓋に接触する範囲を調べる（パラトグラム）

一問一答

A 人工歯の種類

問1 人工歯の材料による分類は

答1 ①陶歯
②レジン歯
③硬質レジン歯
④金属歯

問2 陶歯の長所は

答2 ①硬度，耐摩耗性，耐変色性に優れる
②吸水性を有しない

問3 陶歯の短所は

答3 ①義歯床用レジンと化学的結合がない
②耐衝撃性に劣る

問4 レジン歯，硬質レジン歯の長所は

答4 ①義歯床用レジンと化学的に結合する
②衝撃に強い

問5 レジン歯，硬質レジン歯の短所は

答5 ①耐摩耗性に劣る
②吸水性がある
③色調が変化しやすい

問6 臼歯部人工歯の形態による分類は

答6 ①解剖学的人工歯
②機能的人工歯
③非解剖学的人工歯

問7 天然歯の標準的な形態を模倣してつくられている人工歯は

答7 解剖学的人工歯

問8 解剖学的形態を機能的な形態に変化させてつくられている人工歯は

答8 機能的人工歯

問9 解剖学的形態とは無関係に機能面を重視してつくられている人工歯は

答9 非解剖学的人工歯

問10 解剖学的人工歯の咬頭傾斜角は

答10 30°以上

問11 機能的人工歯の咬頭傾斜角は

答11 20°

問**12** 非解剖学的人工歯の咬頭傾斜角は

答**12** 0°（平坦な咬合面形態）

B 人工歯の選択

問**13** 前歯部人工歯選択時の形態と大きさの見本は

答**13** モールドガイド

問**14** 前歯部人工歯選択時の色調の見本は

答**14** シェードガイド

問**15** ウィリアムス（Williams）の三基本形は

答**15** ①方形
②円形
③卵円形

問**16** ウィリアムス（Williams）の三基本形以外の形態は

答**16** ①混合型
②短方形

問**17** 臼歯部人工歯の大きさを選択する際，基準とする長さは

答**17** 下顎犬歯遠心面からレトロモラーパッド前縁までの距離

解説 4臼歯の幅径の合計が，この距離と合うような人工歯を選択する．

問**18** 臼歯部人工歯の色調は

答**18** 前歯部人工歯と調和した色調

C 前歯部人工歯の排列

問**19** 前歯部人工歯排列で重視するのは

答**19** ①審美性
②発音機能

問**20** 咬合平面の設定位置による2つの排列方法は

答**20** ①上顎法
②下顎法

問**21** 下顎咬合堤上縁に上顎前歯部人工歯の切縁が位置するように排列する方法は

答**21** 上顎法

問**22** 下顎咬合堤を約1mm切り取ったところに上顎前歯部人工歯の切縁が位置するように排列する方法は

答**22** 下顎法

問**23** 上顎前歯部の排列基準は

答**23** 咬合採得時に審美的，機能的に形成された上顎咬合堤

問 **24**	下顎前歯部における発音機能の回復と平衡咬合維持のために与える被蓋は		答 **24**	①オーバーバイト（垂直被蓋） ②オーバージェット（水平被蓋）
問 **25**	上下顎前歯部の咬合様式は		答 **25**	咬頭嵌合位（中心咬合位）では接触させず，偏心咬合位で接触させる
問 **26**	個々の患者に調和した個性的な自然観を与える排列は		答 **26**	個性的排列

D 臼歯部人工歯排列

問 **27**	歯槽頂間線法則を重視して，上顎臼歯部人工歯から排列する方法は		答 **27**	上顎法
問 **28**	下顎義歯の安定を優先して，下顎臼歯部人工歯から排列する方法は		答 **28**	下顎法
問 **29**	上下顎臼歯を1歯対2歯の咬合で排列するための間隙は		答 **29**	テンチ（Tench）の間隙
問 **30**	答 **29** を設ける場所は		答 **30**	上顎犬歯と上顎第一小臼歯の間
問 **31**	答 **29** の幅は		答 **31**	0.5〜1.0 mm
問 **32**	下顎犬歯近心切縁隅角とレトロモラーパッド部の舌側面を結ぶ線は		答 **32**	パウンドライン
問 **33**	上下顎の歯槽頂間線上で臼歯部が咬合するように排列する方法は		答 **33**	歯槽頂間線法則
問 **34**	偏心位において，上下顎の前臼歯部人工歯が同時接触する咬合状態は		答 **34**	両側性咬合平衡
問 **35**	片側の上下顎臼歯部間に食片などが介在し，他側の臼歯部は離開しているときにも，義歯の維持，安定が得られる咬合状態は		答 **35**	片側性咬合平衡
問 **36**	片側性咬合平衡の条件は		答 **36**	①頬舌径の小さい人工歯を用いる ②歯槽頂間線法則に従って排列する

問 37	咬合堤を平坦にした咬合床で，前方および側方運動時に臼歯部にくさび状の空隙ができる現象を何というか	答 37	クリステンセン現象
問 38	答37のうち，前方運動時に咬合床の後方にくさび状の空隙ができる現象は	答 38	矢状クリステンセン現象
問 39	答37のうち，側方運動時に咬合床の平衡側にくさび状の空隙ができる現象は	答 39	側方クリステンセン現象
問 40	クリステンセン現象を防止するために人工歯排列に与える彎曲は	答 40	調節彎曲
問 41	矢状クリステンセン現象を防止するために人工歯排列時に付与する彎曲は	答 41	前後的調節彎曲
問 42	側方クリステンセン現象を防止するために人工歯排列時に付与する彎曲は	答 42	側方的調節彎曲
問 43	唇頬側と舌側から均等な圧を受けて義歯を安定させるための空間は	答 43	筋圧中立帯（ニュートラルゾーン）
問 44	前方・側方滑走運動時に作業側の歯だけでなく，前歯も含めた平衡側の歯も接触滑走する咬合様式は	答 44	フルバランスドオクルージョン
問 45	咬頭嵌合位および側方滑走運動時に，上顎臼歯の舌側咬頭だけが下顎臼歯に接触する咬合様式は	答 45	リンガライズドオクルージョン
問 46	通常の臼歯部の被蓋とは逆に，下顎臼歯の頬側咬頭を上顎臼歯の頬側咬頭よりも頬側に排列する咬合様式は	答 46	交叉咬合排列
問 47	答46の咬合様式が適応されるのは，仮想咬合平面に対する臼歯部歯槽頂間線の角度が何度の場合か	答 47	80°以下
問 48	答46の咬合様式で，上下顎左右側の臼歯部人工歯をすべて逆に用いて，臼歯部全体を反対被蓋にする方法は	答 48	ミューラー（Müller）法

問 **49** ミューラー（Müller）法に準じるが，$\boxed{4}$ の位置に $\boxed{5}$ の人工歯を排列し，$\boxed{4}$ の人工歯は遠心端に排列するか，もしくは排列しない方法は

答 **49** ギージー（Gysi）法

問 **50** 人工歯の咬頭傾斜が0°である無咬頭人工歯を平面に排列した咬合様式は

答 **50** モノプレーンオクルージョン

問 **51** 答**50**の咬合様式で咬合平衡を得るために下顎の最後臼歯後方に付与する急斜面は

答 **51** バランシングランプ

E 歯肉形成

問 **52** 前歯部口蓋側に付与する隆起は

答 **52** S字状隆起

問 **53** 下顎臼歯部舌側床翼の形態は

答 **53** 凹面

問 **54** 全部床義歯の床縁形態は

答 **54** コルベン状

問 **55** 発音の違いによる舌の接触範囲の違いを調べる方法は

答 **55** パラトグラム

問 **56** 下顎舌側部の床翼を凹面にする目的は

答 **56** ①下顎義歯の維持・安定の向上
②舌房の確保

問 **57** 前歯部唇側で歯根部の豊隆を強調する部位は

答 **57** 上顎犬歯

第 6 章

全部床義歯のろう義歯の埋没と重合

📖 知識の整理と重要事項

A 埋 没

　　埋没材でろう義歯を模型ごとフラスクに埋め込み，レジンを塡入するための義歯の陰型をつくる操作を埋没という．通常，埋没には石膏が用いられるが，流し込みレジン重合法などで使用される常温重合レジンの場合は，シリコーンゴム印象材や寒天印象材などが使われることがある．

1. 前準備

1）咬合器再装着の準備

　　重合操作による誤差を調整するために，重合後に義歯を咬合器に再装着する必要がある．義歯を咬合器に再装着する方法にはスプリットキャスト法，テンチ（Tench）の歯型法およびフェイスボウトランスファー法がある．これらのなかで，スプリットキャスト法およびテンチ（Tench）の歯型法では咬合器に再装着するための準備が必要である．

（1）スプリットキャスト法

　　スプリットキャスト法は作業用模型の咬合器装着時に，作業用模型基底面にスプリットキャストのためのV字形またはU字形の溝を付与しておく方法である．スプリットキャスト法で咬合器に再装着する場合は，重合後，フラスクから義歯を掘り出すときに作業用模型基底面が破損しないように，基底面をアルミホイールで保護する．

（2）テンチ（Tench）の歯型法

　　テンチ（Tench）の歯型法では，ろう義歯をフラスクに埋没する前に，テンチの歯型を採得する．作業用模型を外した咬合器に咬合平面板を取り付けて石膏を盛り上げ，上顎人工歯の切縁・咬合面を印記する．

2）埋没スペースの確認

　　フラスク下部への埋没前には，作業用模型をフラスク下部に置いてフラスク上部を適合させたときに，ろう義歯とフラスクの蓋との間に十分な間隙が確保されているかを確認する．

2. 種類と方法

1) 加熱重合法の場合の埋没法

（1）アメリカ式埋没法

人工歯をフラスク上部に，作業用模型をフラスク下部に残す埋没法である．

- **利点**：埋没操作が容易でトラブルが少ない．
- **欠点**：バリの厚さ分だけ義歯の咬合高径が高くなる．

（2）フランス式埋没法

人工歯および作業用模型をフラスク下部に残す埋没法である．

- **利点**：バリが咬合高径に影響しない．
- **欠点**：ワックス以外で製作された基礎床などは，流ろう時の撤去が困難である．

（3）アメリカ・フランス併用式埋没法

金属床義歯に応用される方法で，フラスク上部に人工歯を，下部に支台装置，連結子と作業用模型を残す埋没法である．

- **利点**：作業用模型と支台装置，連結子の位置関係のくるいがない．
- **欠点**：咬合高径が高くなる可能性がある．

2) 流し込みレジン重合法の場合の埋没法

加熱を必要とせず，流動性のある常温重合レジンを陰型に流し込んで義歯床を製作する方法である．埋没材には特殊石膏，シリコーンゴム印象材，寒天印象材などを用いる．また，レジンを流し込むためのスプルーと，流し込まれた後の余剰レジンを排出するベントを付与する．

B 義歯床用レジンの重合

1. 流ろう

フラスク埋没後にフラスク内の人工歯以外のろう義歯部分（ワックスと基礎床）を除去する作業を流ろうという．

フラスクを60〜70℃の温水中に7〜8分間浸漬後に，上下のフラスクを分離して軟化したワックスと基礎床を除去する．人工歯や石膏に残留しているワックスは熱湯で除去する．

流ろう後にレジン分離剤を石膏表面に薄く塗布する．

2. 重合法

ろう義歯の床部分をレジンに置き換える成形操作である（埋没材により形成された陰型内にレジンを填入して重合する）．

> バリの防止策としては，①遁路（溢出路）を設ける，②レジン填入時の試圧回数を多くする．

> マイクロ波重合法では，500 W，1分間のマイクロ波照射でワックスを軟化することも可能である．

1) 填　入

　　義歯床用レジンには加熱重合レジン，常温重合レジン，射出成形レジンがあり，種類によって填入方法が異なる．

（1）圧縮法

　　フラスクの陰型に餅状にしたレジンを填入し，油圧プレスで試圧する方法である．咬合高径が高くなる傾向がある．

（2）注入法

　　上下フラスクを閉じて，注入口から餅状になったレジンを注入する方法である．咬合高径に影響はないが，特殊な装置が必要で作業も煩雑である．

（3）流し込み法

　　常温重合レジンに用いられる方法であり，スプルーからスラリー状のレジンを流し込む．長所として，咬合高径に影響しない．

2) 加熱方法

　　加熱重合法による重合方法には，温水や沸騰水中で加熱重合させる湿式重合法と，電気ヒーターなどの熱で加熱重合させる乾式重合法がある．

（1）湿式重合法

　① 2ステップ法（JIS法）

　　65〜70℃の温水中に60〜90分間係留後，100℃で30〜60分間加熱する．

　② 低温長時間重合法（1ステップ法）

　　75℃の温水中に8時間以上，または70℃の温水中に24時間浸漬する．長所は重合ひずみが小さいことである．

　③ ヒートショック法

　　専用レジンを用いて，100℃の沸騰水中で10〜15分間加熱する．

（2）乾式重合法

　① 乾熱重合法

　　油圧プレスの上下加圧板の中に電熱線が入っているものと，電磁加熱器を利用するものがある．

　② マイクロ波重合法

　　電子レンジのマイクロ波を利用して，500Wで3分間重合する方法である．専用のFRPフラスク，専用レジンを使用する．

一問一答

A 埋　没

問**1** 咬合器再装着のために埋没前に行う準備は

答**1** ①スプリットキャスト法
②テンチ（Tench）の歯型法

問**2** 答1のうち，埋没時に作業用模型基底面を保護する必要があるのは

答**2** スプリットキャスト法

問**3** アメリカ式埋没法による埋没は

答**3** 人工歯：フラスク上部
作業用模型：フラスク下部

問**4** フランス式埋没法による埋没は

答**4** 人工歯：フラスク下部
作業用模型など：フラスク下部

問**5** アメリカ・フランス併用式埋没法はどのような義歯に用いられるか

答**5** 金属床義歯

問**6** アメリカ・フランス併用式埋没法による埋没は

答**6** 人工歯：フラスク上部
作業用模型：フラスク下部
支台装置，連結子など：フラスク下部

問**7** 下図の埋没方法の利点は

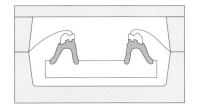

答**7** バリが咬合高径に影響しない

解説 図は作業用模型，人工歯ともにフラスク下部に埋没されていることから，フランス式埋没法である．

B 義歯床用レジンの重合

問**8** 流ろう時に推奨されるワックス軟化条件は

答**8** 60〜70℃ の温水で 7〜8分 間

問**9** 義歯床用レジンの種類は

答**9** ①加熱重合レジン
②常温重合レジン
③射出成形レジン

問 **10** 義歯床用レジンの填入方法は

答 **10** ①圧縮法
②注入法
③流し込み法

問 **11** 義歯床用加熱重合レジンの重合方法は

答 **11** ①湿式重合法
②乾式重合法

問 **12** 湿式重合法の2ステップ法とは

答 **12** 65～70℃の温水中に60～90分間係留した後，100℃で30～60分間加熱

問 **13** 湿式重合法の低温長時間重合法（1ステップ法）とは

答 **13** 75℃の温水中に8時間以上，または70℃の温水中に24時間浸漬

問 **14** 湿式重合法のヒートショック法とは

答 **14** 専用レジンを用いて100℃の沸騰水中で10～15分間加熱

問 **15** 乾式重合法のマイクロ波重合法とは

答 **15** 専用レジン・専用フラスク（FRPフラスク）を用いて電子レンジのマイクロ波を利用し500 Wで3分間重合する方法

問 **16** 常温重合レジンを流し込んだ後の操作は

答 **16** 30分間加圧する

第 7 章

全部床義歯の咬合器再装着および削合, 研磨

知識の整理と重要事項

A 咬合器再装着

重合操作に伴うレジンの収縮やひずみによる義歯の咬合状態の変化を, 削合により調整する. そのため, 重合後の義歯を咬合器に再装着する必要があり, その方法としてスプリットキャスト法, テンチ (Tench) の歯型法, フェイスボウトランスファー法がある.

> スプリットキャスト法, テンチ (Tench) の歯型法のために埋没前に行う準備については, 6章を参照.

1. スプリットキャスト法

フラスクから義歯と作業用模型を一体として取り出した後, スプリットキャストによって上下顎とも咬合器に再装着する.

2. テンチ (Tench) の歯型法

以下の手順によって上下顎義歯を咬合器に再装着する.
① 重合後の上下顎義歯を研磨したあと, 歯科医師が口腔内でチェックバイトを採得する.
② 上顎義歯をテンチ (Tench) の歯型に適合させ, 咬合器の上弓に装着する.
③ 採得したチェックバイトを介して下顎模型を咬合器の下弓に装着する. このとき, レジン重合時の変形量 (平均約 0.5 mm) とチェックバイト材の厚さを加えた分だけ, 上下弓間距離を大きくしておく.

3. フェイスボウトランスファー法

以下の手順によって上下顎義歯を咬合器に再装着する.
① 重合後の上下顎義歯を研磨した後, 歯科医師が口腔内でチェックバイトを採得する. その後, フェイスボウを用いて上顎の位置を記録する.
② 上顎義歯をフェイスボウトランスファーし, 咬合器の上弓に装着する.
③ テンチの歯型法の③と同様の操作を行う.

B 人工歯の削合

1. 目的と方法

　人工歯排列時の削合は，上下顎人工歯が咬頭嵌合位（中心咬合位）で接触し，前方・側方運動時に早期接触が生じないように行われるが，レジン重合後の削合は，重合ひずみによって生じた咬合関係の不正を修正することと，咬合小面を形成して調和した下顎運動を得るために行われる．

2. 咬合小面（図7-1）

　臼歯部人工歯の咬頭傾斜面に形成される小さな面であり，咬合器の顆路と切歯路の傾斜によって適正に形成されると，下顎運動と調和した安定した義歯となる．

　咬合小面には，前方咬合小面，後方咬合小面，平衡咬合小面がある．

1）前方咬合小面（図の▢）

　作業側側方運動と前方運動時に接触滑走する面である．

　上顎臼歯の頬舌側咬頭の遠心舌側斜面，下顎臼歯の頬舌側咬頭の近心頬側斜面に出現する．

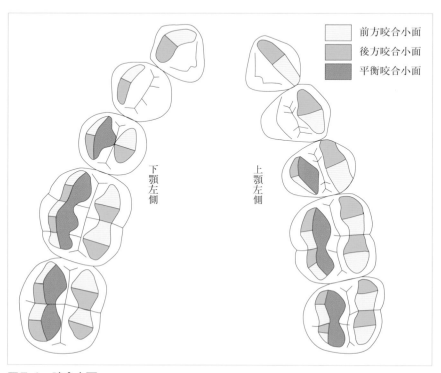

　　前方咬合小面
　　後方咬合小面
　　平衡咬合小面

下顎左側　　上顎左側

図7-1　咬合小面

2）後方咬合小面（図の▭）

作業側側方運動と後方運動時に接触滑走する面である．

上顎臼歯の頬舌側咬頭の近心舌側斜面，下顎臼歯の頬舌側咬頭の遠心頬側斜面に出現する．

3）平衡咬合小面（図の▭）

側方運動時に平衡側で接触滑走する面である．

上顎臼歯の舌側咬頭の内斜面，下顎臼歯の頬側咬頭の内斜面に出現する．

3．選択削合と自動削合

1）選択削合

咬合紙によって早期接触部や咬頭干渉部を印記し，小型の切削器具を用いて印記された部分を選択し削合する．

選択削合では人工歯の咬頭傾斜を緩くするだけでなく，急にすることも可能である．

（1）咬頭嵌合位（中心咬合位）における選択削合

① 人工歯の変位による対合関係の修正：咬頭頂または隆線と対合する小窩または溝を正常な嵌合関係となるように削合する．咬頭頂と辺縁隆線が衝突している場合は，咬頭頂を保存して対合する隆線部を削合する．

② 早期接触部の修正：削合が進むと，咬頭頂の早期接触が起こる．このときは咬頭頂をすぐ削らず，偏心咬合位のときの両側性平衡咬合を保つうえで，その咬頭の高さが必要かどうかを見極めて，咬頭頂を削るか溝を深めるかを判断する．

（2）偏心咬合位における選択削合

咬頭嵌合位（中心咬合位）から前方咬合位，側方咬合位などの偏心位に滑走するときの干渉部を削除する．咬合高径が維持されるように削除部分を選択する．

各咬合位で用いる咬合紙の色を変えて，咬頭接触部の区別を可能にしておく．

① 作業側における修正（BULLの法則）：上下顎人工歯の咬合接触は，上顎舌側咬頭および下顎頬側咬頭と咬合する部分が，咬頭嵌合位（中心咬合位）で咬合高径を保ち，咬頭嵌合するのに必要な部分である．よって偏心咬合位での作業側では，上顎頬側咬頭（Buccal-Upper），もしくは下顎舌側咬頭（Lingual-Lower）の衝突部を削合する．

② 平衡側における修正（LUまたはBL）：平衡側となった場合の咬頭干渉は，下顎頬側咬頭（Buccal-Lower）と上顎舌側咬頭（Lingual-Upper）になるが，両咬頭は咬頭嵌合位（中心咬合位）を保つうえで

選択削合はカーボランダムポイント，ダイヤモンドポイントなどを用いて行う．

大切な咬頭であるので，下顎頬側咬頭の内斜面もしくは上顎舌側咬頭の内斜面のどちらか一方だけを少し削り，咬合高径を保つ．一般に咬合圧の加わる位置をなるべく舌側寄りにする意味で，下顎頬側咬頭の内斜面を削合することが多い．

③ **前方咬合位における修正**：前方咬合時の臼歯部における咬頭干渉の削合は，BULLの法則に準じて行う．前歯部の早期接触部は，下顎前歯部の切縁を唇側に向けて斜めに削合する．

2）自動削合

選択削合完了後，円滑に運動が行われるように削合面の自動削合を行う．削合材（カーボランダム泥）を上下顎人工歯の咬合面に塗布し，咬合器を左右側方運動および前方運動させると，咬合器に支えられている運動要素に適合した滑らかな咬合小面が完成する．

自動削合では咬頭傾斜は緩くなる．

自動削合は，軽い力で，途中何度も流水で洗いながら行う．

4．人工歯咬合面の形態修正

① 咬合面辺縁の鋭縁部を円滑に修正する．
② 平坦な斜面になっている咬合面に，小窩や裂溝など食物のスピルウェイ（遁路）を形成する．

C 研 磨

1．研磨の目的と方法

1）目 的

① 異物感を小さくし，装着感を向上させる．
② 義歯周囲の軟組織を傷つけないようにする．
③ 唇，頬，舌などとの接触を滑らかにし，咀嚼，嚥下，発音などの機能を向上させる．
④ 食物残渣やデンチャープラークの付着を少なくして，衛生的にする．
⑤ 自然な面と光沢をもたせて，審美性をよくする．

2）方 法

（1）義歯床

- **義歯床研磨面**：歯肉形成の状態を損なわないように留意して，全体を円滑に仕上げる．
- **床縁**：コルベン状形態が損なわれないように円滑に仕上げる．
- **口蓋側後縁**：口蓋粘膜と自然移行するように仕上げる．
- **義歯床粘膜面**：レジンの突起や気泡を除去し，作業用模型の粘膜面の形態を損なわないように軽く研磨仕上げする．

（2）人工歯

シリコーンポイントを用いて，自動削合した咬合面を仕上げ研磨して滑沢にする．

2. 完成義歯の保管

レジンの変形防止のため水中浸漬して保管する．これにより，レジンの残留モノマーも除去できる．

一問一答

A 咬合器再装着

問**1** 完成義歯の咬合器再装着方法は

答**1** ①スプリットキャスト法
②テンチ（Tench）の歯型法
③フェイスボウトランスファー法

問**2** 答**1**のうち，咬合器装着時に作業用模型基底面にＶ字形またはＵ字形の溝を付与する方法は

答**2** スプリットキャスト法

> 解説 フラスクから義歯と作業用模型を一体として取り出した後，スプリットキャストによって上下顎とも咬合器に再装着する．

問**3** 答**1**のうち，埋没前に上顎義歯の人工歯切縁・咬合面を石膏で採得する方法は

答**3** テンチ（Tench）の歯型法

> 解説 重合後，歯科医師が口腔内でチェックバイトを採得する．その後，まず上顎義歯をテンチ（Tench）の歯型に適合させて咬合器に装着した後，採得したチェックバイトを介して下顎模型を咬合器に装着する．

B 人工歯の削合

問**4** 重合後の人工歯削合の目的は

答**4** ①重合ひずみによる咬合不正を修正する
②咬合小面を形成して，調和した下顎運動を得る

問**5** 咬合小面とは

答**5** 人工歯の咬合接触部に形成される小さな面

問**6** 咬合小面の種類は

答**6** ①前方咬合小面
②後方咬合小面
③平衡咬合小面

問**7** 前方咬合小面が接触滑走する運動は

答**7** 作業側側方運動と前方運動

問**8** 前方咬合小面が出現するのは	答**8** **上下顎前歯**：切縁 **上顎臼歯**：頰舌側咬頭の遠心舌側斜面 **下顎臼歯**：頰舌側咬頭の近心頰側斜面
問**9** 後方咬合小面が接触滑走する運動は	答**9** 作業側側方運動と後方運動
問**10** 後方咬合小面が出現するのは	答**10** **上顎臼歯**：頰舌側咬頭の近心舌側斜面 **下顎臼歯**：頰舌側咬頭の遠心頰側斜面
問**11** 平衡咬合小面が接触滑走する運動は	答**11** 平衡側側方運動
問**12** 平衡咬合小面が出現するのは	答**12** **上顎臼歯**：舌側咬頭の内斜面 **下顎臼歯**：頰側咬頭の内斜面

問**13** 下図のピンク色の咬合小面と咬合接触する対顎の部位は

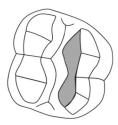

答**13** 下顎頰側咬頭の内斜面

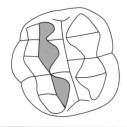

> **解説** 設問の図は上顎舌側咬頭の内斜面を示しており，平衡側側方運動時に平衡咬合小面が出現する．平衡咬合小面は，下顎では頰側咬頭内斜面に出現する．

問**14** 選択削合とは

答**14** 咬合紙によって印記された早期接触部や咬頭干渉部を選択し削合すること

問**15** 咬頭嵌合位（中心咬合位）における選択削合とは

答**15** 咬頭頂・隆線と対合する小窩・溝を正常な嵌合関係となるように削合する

問 **16** 偏心咬合位における選択削合とは

答 **16** 咬頭嵌合位（中心咬合位）から前方咬合位，側方咬合位などの偏心位に滑走するときの干渉部を削除する

問 **17** 作業側における削合部位を決める法則は

答 **17** BULLの法則

問 **18** BULLの法則に基づく主な削合部位は

答 **18** 上顎頰側咬頭内斜面（Buccal-Upper）と下顎舌側咬頭内斜面（Lingual-Lower）

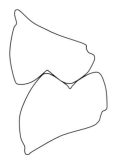

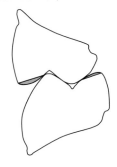

問 **19** 平衡側における削合部位は

答 **19** 下顎頰側咬頭の内斜面もしくは上顎舌側咬頭の内斜面のどちらか一方だけを少し削る

解説 平衡側での咬頭干渉は下顎頰側咬頭と上顎舌側咬頭との干渉になるが，両咬頭は咬頭嵌合位を保つうえで大切な咬頭である．そこで，どちらか一方だけを少しだけ削ることで，咬合高径を保つようにする．下顎頰側咬頭内斜面を削合することが多い．

問 **20** 自動削合を行うのはいつか

答 **20** 選択削合の完了後

問 **21** 自動削合に用いる削合材は

答 **21** カーボランダム泥

問 **22** 自動削合の方法は

答 **22** 削合材を上下顎人工歯の咬合面に塗布し，咬合器を左右側方運動および前方運動させる

問23 人工歯咬合面の形態修正とは

答23 ①咬合面辺縁の鋭縁部を円滑に修正する
②平坦な斜面になっている咬合面に，小窩や裂溝など食物のスピルウェイを形成する

C 研 磨

問24 義歯床研磨の目的は

答24 ①異物感を小さくし，装着感を向上させる
②義歯周囲の軟組織を傷つけないようにする
③唇，頬，舌などとの接触を滑らかにし，咀嚼，嚥下，発音などの機能を向上させる
④食物残渣やデンタルプラークの付着を少なくして，衛生的にする
⑤自然な面と光沢をもたせて，審美性をよくする

問25 義歯床研磨の方法は

答25 義歯床研磨面：歯肉形成の状態を損なわないように留意して，全体を円滑に仕上げる
床縁：コルベン状形態が損なわれないように円滑に仕上げる
口蓋側後縁：口蓋粘膜と自然移行するように仕上げる
義歯床粘膜面：レジンの突起や気泡を除去し，作業用模型の粘膜面の形態を損なわないように軽く研磨仕上げする

問26 義歯完成後の保管は

答26 レジンの変形防止のため，水中に浸漬して保管する

第 8 章

部分床義歯の特性

📖 知識の整理と重要事項

A 構成要素の種類

部分床義歯は，支台装置，連結子，義歯床および人工歯から構成される．

1. 支台装置（維持装置）

支台装置についての詳細は9章，連結子についての詳細は10章を参照

部分床義歯を支台歯に連結するための装置であり，これによって機能時の部分床義歯を定位置に保ち，動きを防止する．クラスプやアタッチメントなどがある．

2. 連結子（連結装置）

義歯床と義歯床，義歯床と支台装置を連結するための金属製の装置で，大連結子と小連結子がある．

3. 義歯床

人工歯が排列され保持されている部分である．人工歯に加わる咬合圧を義歯床下の組織に伝える働きがあり，金属やレジンなどが使用される．

4. 人工歯

義歯の咬合を担い，天然歯列が存在していた部分に用いるもので，陶歯，レジン歯，硬質レジン歯，金属歯などがある．

B 分　類

1．残存歯，欠損の分布状態による分類

1）欠損状態による分類

（1）中間欠損

欠損の近遠心両側に残存歯が存在する欠損様式で，適応される義歯を中間義歯という．

中間欠損は片側性と両側性に分けられる．

（2）遊離端欠損

欠損の遠心側に残存歯が存在しない欠損様式で，適応される義歯を遊離端義歯という．

遊離端欠損は片側性と両側性に分けられる．

（3）複合欠損

中間欠損と遊離端欠損が混在する欠損様式で，適応される義歯を複合義歯という．

2）ケネディー（Kennedy）の分類

（1）Ⅰ級：両側性遊離端欠損

両側性の遊離端欠損をいう．この状態に加えて中間欠損が複合している場合，その数に応じてⅠ級1類，Ⅰ級2類，…となる．

（2）Ⅱ級：片側性遊離端欠損

片側性の遊離端欠損をいう．この状態に加えて中間欠損が複合している場合，その数に応じてⅡ級1類，Ⅱ級2類，…となる．

（3）Ⅲ級：片側性中間欠損

片側性の中間欠損をいう．この状態に加えて中間欠損が複合している場合，その数に応じてⅢ級1類，Ⅲ級2類，…となる．

（4）Ⅳ級：前歯中間欠損

欠損部が残存歯より常に前方に位置し，それ以外の欠損部がないものをさす．したがって，正中を越える前歯部の欠損を含んでいて，類型はない．

2. 咬合圧の支持様式による分類

1) 歯根膜負担（歯根膜支持）

咬合圧の負担を主に歯根膜に求める義歯で，少数歯欠損の中間義歯などが相当する．

2) 歯根膜粘膜負担（歯根膜粘膜支持）

咬合圧の負担を歯根膜と顎堤粘膜に求める義歯で，少数歯欠損の遊離端義歯などが相当する．

3) 粘膜負担（粘膜支持）

咬合圧の負担を主に顎堤粘膜に求める義歯で，多数歯欠損の義歯などが相当する．

3. 咬合圧の支持域による分類

1) アイヒナー（Eichner）の分類

（1）A型

4つの支持域すべてに咬合接触を有するもの．

（2）B型

4つの支持域中一部の支持域のみに咬合接触を有するもの．

（3）C型

すべての支持域に咬合接触がないもの．

▶ **4つの咬合支持域**

左右の小臼歯部および大臼歯部を4つのブロックの咬合支持域に分ける．すなわち，「右側大臼歯部」「右側小臼歯部」「左側小臼歯部」「左側大臼歯部」の4つに分け，このうちいくつのブロックで咬合接触が残存しているかをもとに分類する．

一問一答

A 構成要素の種類

問**1** 部分床義歯の構成要素は

答**1** 支台装置，連結子，義歯床，人工歯

問**2** 答1のうち，部分床義歯を支台歯に連結するための装置は

答**2** 支台装置

問**3** 義歯床と義歯床，義歯床と支台装置を連結するための装置は

答**3** 連結子

問**4** 人工歯の種類は

答**4** ①硬質レジン歯
②レジン歯
③陶歯
④金属歯

問**5** 小連結子とは

答**5** 支台装置や補助支台装置を義歯床や大連結子に連結するもの

B 分類

問**6** 中間欠損とは

答**6** 欠損部の両端に残存歯のある欠損様式

問**7** 遊離端欠損とは

答**7** 欠損部の遠心側に残存歯が存在しない欠損様式

解説 遊離端欠損に適応される義歯を遊離端義歯という．

問**8** 複合欠損とは

答**8** 中間欠損と遊離端欠損が組み合わさった欠損様式

問**9** ケネディー(Kennedy)の分類では何を基準とするか

答**9** 残存歯と欠損部の位置関係

問**10** ケネディーの分類ではいくつの型に分類されるか

答**10** 4つ（型）

問**11** ケネディーの分類で両側性遊離端欠損と他に中間欠損が2か所あるものは	答**11** Ⅰ級2類
問**12** ケネディーの分類でⅡ級1類とは	答**12** 片側性に遊離端欠損があり，かつ他に中間欠損が1か所ある場合
問**13** ケネディーの分類で類型がないものは	答**13** Ⅳ級
問**14** ６５２｜３４６ 欠損のケネディーの分類は	答**14** Ⅲ級3類
問**15** ７５３１｜１３４５ 欠損のケネディーの分類は	答**15** Ⅱ級4類
問**16** ４３２１｜２３４ 残存のケネディーの分類は	答**16** Ⅰ級1類
問**17** ７６５４３１｜１３７ 残存のケネディーの分類は	答**17** Ⅲ級2類
問**18** 歯根膜負担義歯とは	答**18** 咬合圧を主に歯根膜に負担させる義歯
問**19** 歯根膜粘膜負担義歯とは	答**19** 咬合圧を歯根膜と顎堤粘膜の両者に負担させる義歯
問**20** アイヒナー（Eichner）の分類における4つの支持域とは	答**20** 左右の小臼歯部および大臼歯部を4つのブロックに分けたもの
問**21** アイヒナーの分類で4つの支持域すべてに咬合接触のないものは何型か	答**21** C型
問**22** アイヒナーの分類で一部の支持域のみに咬合接触を有するものは何型か	答**22** B型
問**23** アイヒナーの分類で4つの支持域すべてに咬合接触を有するものは何型か	答**23** A型

第 9 章

支台装置

📖 知識の整理と重要事項

　支台装置は，機能時の義歯動揺を防止するために維持，把持，支持を備え，義歯を口腔内の安定した位置に保つ役割を担う．設置される位置と機能の違いにより以下のように分けられる．

- **直接支台装置**：欠損部の隣接歯に設置される支台装置で，クラスプおよびアタッチメントがある．
- **間接支台装置**：欠損部から離れた歯に設置される支台装置で，義歯の回転に抵抗する．この効果は単独での維持力をもたなくても得られるため，クラスプだけではなくレストも用いられる．

A クラスプ

1．サベイヤーの使用目的，種類，使用方法

　サベイヤーは模型上の残存歯や顎堤の最大豊隆部を求めると同時に，残存歯間の相対的な平行関係などを調べるために用いられる．

　サベイング，サベイライン，アンダーカット部，非アンダーカット部，義歯の着脱方向，鉤外形線など，用語の意味を理解しておく．

1）使用目的

① 義歯の着脱方向を決定する．
② 支台歯にサベイラインを描記して鉤外形線の指標とする．
③ 義歯床および連結子の外形線の指標とする．
④ アンダーカット量を測定して，鉤尖の位置を決定する．
⑤ 義歯の着脱を妨げるアンダーカットの修正領域の指標とする．
⑥ アタッチメント，テレスコープなどの平行性を測定する．
⑦ 個人トレーの設計の指標とする．

（1）予備測定

　前処置前の研究用模型上でサベイングを行う．残存歯および顎堤の状態を測定，診査することによって前処置の貴重な資料となり，最終義歯を製作するうえで重要である．

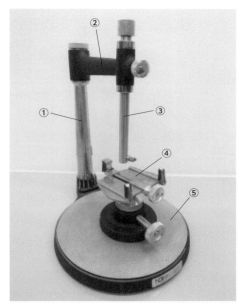

図9-1　サベイヤーの構造
①支柱，②水平アーム，③スピンドル，④模型
台，⑤水平台

（2）本測定

　　前処置後の作業用模型上でサベイングを行う．研究用模型上にある仮設
計を参考にし，着脱方向の確認，支台装置，義歯床および連結子などの設
計を最終的に決定する．

2）構造および種類

（1）サベイヤーの構造（図9-1）

［本体］

- 水平台：模型台を置くための台．模型台を移動させるため表面は滑
　沢になっている．
- 支柱：水平台と水平アームを連結している部分で，水平台に垂直
　に立っている．
- 水平アーム：支柱から水平台と平行にのびる．
- スピンドル：水平アームの先のスムーズに上下運動ができる部分
　で，この先端に各付属品を取りつける．水平台に対して直角に
　なっており，この方向が義歯の着脱方向となる．
- 模型台：研究用模型もしくは作業用模型を取りつける．

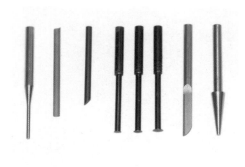

図9-2　サベイヤーの付属品
①アナライジングロッド（測定杆），②補強鞘，
③カーボンマーカー（炭素棒），④アンダーカッ
ト ゲ ー ジ（左 か ら0.25mm，0.50mm，
0.75mm），⑤ワックストリマー，⑥テーパー
トゥール

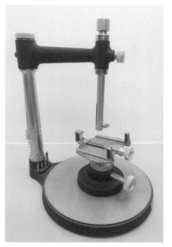

図9-3　非可動式サベイヤー

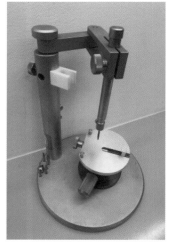

図9-4　可動式サベイヤー

[付属品]（図9-2）

- アナライジングロッド（測定杆）：義歯の着脱方向などを決めるた
  めに用いる．
- カーボンマーカー（炭素棒）：模型にサベイラインを描記するのに
  用いる．
- 補強鞘：カーボンマーカー（炭素棒）の破折を防止する．
- アンダーカットゲージ：クラスプの維持力に関わる水平的なアン
  ダーカット量を測定するために用いる．通常，0.25 mm，0.50
  mm，0.75 mmの3種類がある．
- ワックストリマー：不必要なアンダーカットをワックスや石膏で
  塡塞し，義歯の着脱方向と一致させるために用いる．
- テーパートゥール：ワックストリマーと同じ目的で使用するが，
  テーパーを付与したいときに使用する．

（2）サベイヤーの種類

- **非可動式サベイヤー**：水平アームが支柱に固定されており，スピン
  ドルの上下移動と模型台を水平台上で水平移動させることでサベ
  イングを行う（図9-3）．
- **可動式サベイヤー**：模型台が水平台に固定されており，スピンドル
  の上下移動と水平移動によりサベイングを行う（図9-4）．

3）使用方法

（1）着脱方向の決定

　義歯の機能時の維持，患者の着脱操作性などを考慮しながら着脱方向を
決定する．

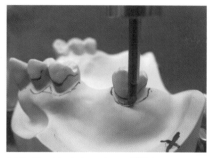

図9-5　サベイラインの描記

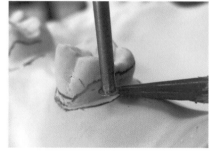

図9-6　鉤尖の位置の決定

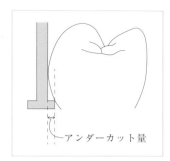

図9-7　アンダーカット量

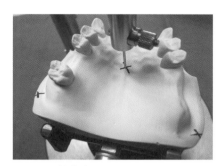

図9-8　等高点の記入

　［着脱方向決定時に考慮する事項］
　　① どの支台歯にも適切な維持力が働くようにする.
　　② 患者が着脱しやすい方向とする（一般的に義歯の着脱方向は, 咬合平面に対してほぼ垂直である）.
　　③ 顎堤になるべくアンダーカットが生じないようにする.
　　④ 審美性が重要な前歯部では, クラスプができるだけ歯頸部近くを走行するように設定し, 歯周組織に為害作用を与えないようにする.

（2）サベイラインの描記（図9-5）

　残存歯, 顎堤および軟組織の最大豊隆部を連ねた線をサベイラインといい, これを境界としてアンダーカット部と非アンダーカット部に分けられる. 作業用模型上の残存歯歯冠部と辺縁歯肉部にカーボンマーカー（炭素棒）を接触させて, サベイラインを描記する.

（3）鉤尖の位置の決定（図9-6, 7）

　所定の歯面にアンダーカットゲージの軸を接触させながら, スピンドルを上方に動かす. 続いてアンダーカットゲージの頭部が歯面に接触したところをマーキングする. これが鉤尖の位置となる.

（4）等高点（トライポッド）の描記（図9-8）

　作業用模型を同じ位置関係に再装着する基準として, 模型側面の3か所に着脱方向と平行な線または等高点（トライポッド）を記入する.

等高点の描記は着脱方向の決定後に行うこともある.

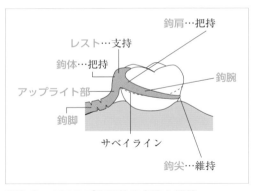

図9-9　クラスプ各部位の名称と機能

維持：義歯の咬合面方向への離脱に抵抗
把持：義歯の側方圧に抵抗
支持：義歯の沈下に抵抗

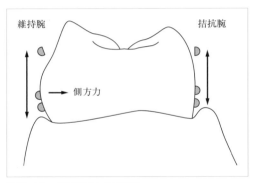

図9-10　維持腕と拮抗腕

2. 分類と特徴

　クラスプは支台歯に適合し，義歯の維持，安定を助ける．部分床義歯の支台装置として最も多く使用される．

1）クラスプ各部位の名称と機能（図9-9）

（1）鉤腕

　クラスプの鉤体から鉤尖に続く部分で，機能によって維持腕と拮抗腕に分けられる．また維持腕においては，非アンダーカット部を走行する部分を上腕，アンダーカット部を走行する部分を下腕といい，上腕には把持機能が，下腕には維持機能がある．

①　維持腕：支台歯のアンダーカット部を走行することにより維持機能を発揮するが，義歯の着脱時に支台歯に対する側方圧が発生する（図9-10）．

②　拮抗腕：支台歯のサベイライン上，あるいは，支台歯に形成された歯面上を走行させることにより維持力はないが，維持腕に対する拮抗作用の働きをする．

●拮抗作用

　拮抗作用とは，維持力が持続しているときに発生する側方力に対しその力を受け止めるもので，歯の移動，傾斜，捻転などを防ぐ．維持力と大きさが等しく，方向が相対する平衡力であり，クラスプの設計や製作をするうえで重要な意味をもつ．

（2）鉤尖

鉤腕の先端部分で，支台歯のアンダーカット部に設置され，維持機能がある（図9-11）.

（3）鉤肩

鉤体と鉤腕の連結部で，支台歯の非アンダーカット部に設置され，把持機能がある.

（4）鉤体

鉤脚，鉤腕およびレストの中間部分であり，鉤肩と同じく把持機能がある.

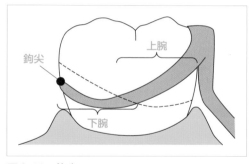

図9-11　鉤尖

（5）鉤脚

レジン床との機械的結合をはかるためのもので，機能時にクラスプの離脱や移動が起こらないように鳩尾形などの保持形態を与える.

（6）レスト

鉤体から連結し，支台歯のレストシートに適合した金属製の小突起をいい，支持機能がある.

●ニアゾーンとファーゾーン

欠損部に隣接する支台歯において，欠損側に近いほうの半分をニアゾーン，欠損側から遠いほうの半分をファーゾーンという．このとき，どちらの領域にクラスプの維持（鉤尖）を設定するのかによってクラスプの種類が決まる.

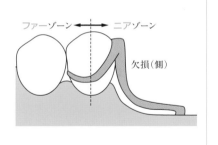

2）鉤腕の数による分類

（1）一腕鉤

単純鉤（鉤腕が1つ）ともよばれ，主に前歯部で用いられる．維持力は唇頬側のみなので，舌側は拮抗を目的として義歯床を支台歯に接触させる必要がある.

（2）二腕鉤

両翼鉤（鉤腕が2つ）ともよばれ，主に臼歯部で用いられる．しかしレストがないため，このクラスプでの支持は期待できない.

（3）レスト付き二腕鉤

三腕鉤（鉤腕が2つ，レストが1つ）ともよばれる．レストが付与されているため，支持機能がある.

表9-1 鋳造鉤と線鉤の比較

	鋳造鉤	線鉤
長所	① 任意の形態を与えることができるので設計の自由度が大きい. ② 支台歯への適合がよい. ③ 維持力,把持力,支持力が優れている. ④ フレームワークとワンピースで鋳造できる. ⑤ 鉤腕の断面形態が半円形であり,異物感が少ない.	① 弾性が優れるので,着脱時の支台歯へのストレスや機能時の義歯の動揺によるストレスを緩和でき,支台歯に対する負荷が軽減される. ② 形態が細く,深いアンダーカットが利用できるため審美的である. ③ 適合が悪くなったときの修正が容易である.
短所	① 同一形態の線鉤と比較して,やや脆弱で弾性が乏しい. ② 弾性が乏しく適合がよいので,設計を誤ると支台歯に対して負担過重となり,支持組織を損傷させることがある. ③ 前歯部では審美性に劣る.	① 把持力,支持力が弱いので,義歯の動揺や沈下に対して抵抗が小さく,安定性が損なわれやすい. ② 断面形態が円形のため,異物感が比較的大きい. ③ 鉤腕が同一断面であるため,鉤体部に応力集中が起こりやすく破折しやすい. ④ 鋳造鉤と比較して,正確な適合が得にくい. ⑤ 鋳造鉤と比較して,設計の自由度が狭い.

> 鋳造鉤ではサベイラインの近遠心径1/2付近から,線鉤では1/3付近からアンダーカット部に入る.

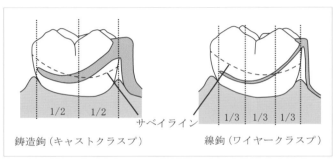

鋳造鉤（キャストクラスプ）　　　線鉤（ワイヤークラスプ）

図9-12　サベイラインと鉤外形線との関係

3）製作法による分類（表9-1）

（1）鋳造鉤

鋳造により製作されるクラスプで,キャストクラスプともよばれる.使用される材料は金合金,金銀パラジウム合金,コバルトクロム合金などである.

サベイラインとの関係では,サベイラインの近遠心径の1/2付近からアンダーカット部（下腕）に入り,鉤腕を鉤尖へ向かって移行的に細くすることで,応力集中を防止し,優れた弾性を得ることができる（図9-12左）.

（2）線鉤

白金加金,コバルトクロム合金などの既製の金属線をプライヤーなどで屈曲して製作されるクラスプで,ワイヤークラスプともよばれる.

サベイラインの近遠心径の1/3付近からアンダーカット部（下腕）に入る（図9-12右）.

表9-2 環状鈎とバークラスプの比較

	環状鈎	バークラスプ
長所	① 多くの歯に応用できる. ② 支台歯周囲組織の形態に関係なく応用できる. ③ 把持力が強く,義歯の維持,安定に優れる.	① 歯面との接触面積が小さく,異物感が少ない. ② 歯面との接触面積が小さいため,プラークの付着が少なく齲蝕や歯周疾患になりにくい. ③ 自浄性が保てる. ④ 外観に触れにくく審美的である. ⑤ 側方圧による為害作用が少ない.
短所	① 支台歯との接触面積が大きくなり,自浄性が悪く齲蝕になりやすい. ② 支台歯の全周を取り囲む形態(囲繞性)のため異物感が大きい. ③ 審美性が悪い. ④ 食物の流れが阻害され,支台歯の歯周疾患を誘発しやすい. ⑤ 大きな把持力があるため,側方力が直接支台歯に加わりやすい.	① 支台歯周囲組織の形態によっては禁忌である. ② 口腔前庭が浅い場合は応用できない. ③ 把持力が比較的弱い.

表9-3 クラスプの種類

分類	名称		維持部	アンダーカット量			
				0	0.25	0.50	0.75 (mm)
環状鈎	レスト付き二腕鉤		ファーゾーン		●	●	
	双子鉤		—		●	●	
	リングクラスプ		ニアゾーン			●	●
	ハーフアンドハーフクラスプ		—		●		
	バックアクションクラスプ		ファーゾーン		●		
	リバースバックアクションクラスプ		ファーゾーン		●		
	ヘアピンクラスプ		ニアゾーン		●		
	延長腕鉤		ファーゾーン		●		
バークラスプ	ローチクラスプ	I型	ニアゾーン		●		
		T型	ニアゾーン		●		
		L型	ファーゾーン		●		
	RPIクラスプ		—		●		

4) 形態による分類(表9-2,3)

(1) 環状鈎(表9-4)

支台歯のほとんど(3面4隅角)を取り囲む形式のもの.支台歯の咬合面側からアンダーカット部に入る.

(2) バークラスプ(表9-5)

義歯床または連結子から出るアームが,歯肉側から支台歯のアンダーカット部に入る形式のもの.

> 環状鈎は支台歯を囲む形なのでしっかりと維持したい中間欠損に,バークラスプはバー(小連結子)の弾性により緩圧作用があり遊離端欠損に適応症が多い.

表9-4　環状鉤の種類

名称と特徴	模式図
レスト付き二腕鉤 ・最も基本的な環状鉤で，鋳造鉤と線鉤がある．鋳造鉤はエーカースクラスプともよばれる． ・クラスプの3つの機能（維持，把持，支持）をバランスよく兼ね備えており，臨床では広く使用されている． ・特に歯根膜負担義歯の直接支台装置として適応する． 維持部：ファーゾーン アンダーカット量：0.25または0.5mm	
双子鉤 ・レスト付き二腕鉤を鉤体部で合わせた形態をしている． ・片側性の遊離端義歯の間接支台装置，あるいは遊離端義歯の直接支台装置として使用される． アンダーカット量：0.25または0.5mm	
リングクラスプ ・1本の鉤腕が支台歯の周囲をほぼ取り巻き，鉤尖が欠損側のアンダーカット部に入る．通常，レストは近遠心両方に設置し，アンダーカットはニアゾーンを利用する． ・鉤体部から顎堤粘膜上を鉤腕のほぼ中央に向けて補助アームが走行するが，鉤腕が短い場合は付与しないこともある． ・頰側か舌側のいずれか一方にアンダーカットのある孤立最後方大臼歯に使用される． ・鉤腕の走行は，上顎は舌側から，下顎は頰側から始まる． 維持部：ニアゾーン アンダーカット量：0.5または0.75mm	補助アーム
ハーフアンドハーフクラスプ ・支台歯の近遠心側それぞれにレスト付き一腕鉤を設定した形態のクラスプをいう． ・近遠心の両方にレストを設置し，孤立歯に使用する． 維持部：ニアゾーンとファーゾーン アンダーカット量：0.25または0.5mm	
バックアクションクラスプ ・鉤体は舌側のバーあるいは床から立ち上がり，鉤腕は舌側アンダーカット部には入らないで舌側近心から遠心へ回り，欠損側隣接面の辺縁隆線を走行し，頰側ファーゾーンのアンダーカット部で終わる． ・頰側に傾斜している上顎によく利用される． ・鉤腕が長いため緩圧作用が期待でき，また一側のアンダーカットを利用するので，両側遊離端義歯のように左右両側に使用するのが望ましい． 維持部：ファーゾーン アンダーカット量：0.25mm	
リバースバックアクションクラスプ ・バックアクションクラスプとは逆に，頰側から立ち上がり，舌側ファーゾーンのアンダーカット部で終わる． ・下顎小臼歯のように，舌側に傾斜しているような歯を支台歯とする遊離端義歯に使用する． ・小連結子が頰側の粘膜上を走行するので外観が悪く，食物残渣の停滞や粘膜を傷つけることもあり使用頻度は少ない． 維持部：ファーゾーン アンダーカット量：0.25mm	

表9-4　（つづき）

名称と特徴	模式図
ヘアピンクラスプ ・ニアゾーンに設けた鉤体からのびる鉤腕が，隣在歯近くで反転してニアゾーンのアンダーカット部で終わる． ・歯冠長の短い支台歯での使用は困難である． 維持部：ニアゾーン アンダーカット量：0.25 または 0.5 mm	
延長腕鉤 ・レスト付き二腕鉤の鉤腕を延長して隣在歯までのばしたクラスプであるため，維持，把持，支持を2つの歯に分散させることができる． ・欠損部に隣接する支台歯が特に低いサベイラインを示す場合は，鉤腕はサベイラインの上を通り，さらに隣在歯のアンダーカット部にのばす． ・隣在する支台歯の骨植状態が弱い支台歯などにも利用される． 維持部：ファーゾーン アンダーカット量：0.25 または 0.5 mm	

表9-5　バークラスプの種類

名称と特徴	模式図
ローチクラスプ ・鉤腕は歯肉上を走行する小連結子により義歯と連結される． ・遊離端義歯で，適切なアンダーカット量（0.25 mm）がニアゾーンにある場合はI型，T型が，ファーゾーンにある場合はL型が用いられる． ・利点：歯との接触面積が小さく，バー（小連結子）の弾性により緩圧できる． ・欠点：義歯が動揺しやすく，歯肉上に設定したバーにより歯肉に炎症を生じさせることがある．	
RPIクラスプ ・近心レスト（R），遠心の隣接面板（P），頰側のIバー（I）により構成され，主として遊離端義歯の支台装置として用いられる． ［RPIクラスプの構成要素］ ① **近心レスト**：近心咬合面部に設置し，小連結子により舌側のバーと連結される．小連結子は遠心隣接面にあるガイドプレーンと平行になるよう設置する． ② **隣接面板**：遠心隣接面のガイドプレーンと適合し，近心レストからのびる小連結子と拮抗機能を有する． ③ **Iバー**：支台歯頰側の最大豊隆部の歯頸部寄り1/3付近に鉤尖を設置し，アンダーカット量を0.25 mmとする．またIバーは支台歯の歯頸部とほぼ直角となるよう走行し彎曲して義歯床内に入る．	隣接面板　Iバー 近心レスト 隣接面板

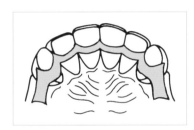

図9-13　連続鉤

5）その他のクラスプ

（1）連続鉤

　　前歯の舌側面基底結節上を連続的に走行するクラスプで（図9-13），アンダーカットには入らない．連続鉤とリンガルバーを組み合わせて両者を強固にしたものをケネディーバーという．

ケネディーバーについてはp.106参照．

（2）隣接面に設置されるクラスプ

　　隣接面のアンダーカットを利用するクラスプとして，鋳造による近遠心鉤やワイヤー屈曲によるものがある．

（3）コンビネーションクラスプ

　　唇頬側腕鉤と舌側腕鉤のそれぞれが，形態もしくは製作法で異なるものを組み合わせたクラスプである．

- **形態によるもの**：唇頬側にバークラスプを，舌側に環状鉤を併用したものがある．唇頬側と舌側とのアンダーカットの位置が異なるときに適応する．舌側腕の形態が単純であるので，異物感が少なく，またバークラスプの欠点である側方圧に対する抵抗機能もある．
- **製作法によるもの**：支台歯の一側（通常は唇頬側）に線鉤，他側に鋳造鉤を用いて連結したもの（コンビネーションワイヤークラスプ）がある．

前歯部を支台歯とする場合，唇側に線鉤，舌側に鋳造鉤を使用することにより，審美性と把持力を両立させることができる．

6）クラスプの維持力に影響を及ぼす因子

　　クラスプは安静時においては歯に全く力を及ぼさないが，離脱の力が働くと歯面に力（維持力）を及ぼし義歯の離脱を防ぐ．

　　クラスプの維持力には以下の因子が影響する．

① アンダーカット量
② アンダーカットの位置
③ 鉤腕の厚さ
④ 鉤腕の長さ
⑤ 鉤腕の幅
⑥ テーパー度
⑦ 断面形態
⑧ 使用金属の弾性係数

3. 製作法

1) 鋳造鉤

　　鋳造鉤の製作法として，①作業用模型上でパターンを成形して埋没，鋳造する方法と，②耐火模型上でワックスパターンを形成して耐火模型ごと埋没，鋳造する方法がある．①の方法では，パターンの製作にはパターン用常温重合レジンもしくはパターン用光重合レジンが使用される．

　　以下，耐火模型を用いたエーカースクラスプの製作法を示す．

（1）鉤外形線の描記（図9-14）

① 鉤腕はニアゾーンの非アンダーカット部を走行し，近遠心径1/2付近からアンダーカット部を走行して，鉤尖に至る．

② 鉤腕からレストおよび鉤体への移行部を鋭角としない．

③ 鉤脚の長さをクラスプ（鉤腕）の近遠心径と同等かそれ以上とし，鳩尾形にする．

④ 上腕から下腕に向かい先細りの形態とする．白金加金での標準的な幅は2 mmから1 mmへと移行するようにする（第一大臼歯）．

（2）ブロックアウト，リリーフ（図9-15，16）

　　支台歯の不要なアンダーカット部は，ワックスあるいは石膏でブロックアウトする．

　　また，義歯床内にクラスプおよびバーを保持するため，鉤脚部を0.5 mm程度のシートワックスあるいは絆創膏などでリリーフする．

（3）耐火模型の製作

① 複印象採得

② 耐火模型材注入

（4）表面処理

　　ニスバス法，ワックスバス法などがある．耐火模型表面を滑沢にして硬度を上げ，ワックスアップを容易にする．

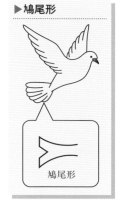

▶鳩尾形

鳩尾形

シートワックスの厚さは規格化されている．
#24：0.56 mm
#26：0.46 mm

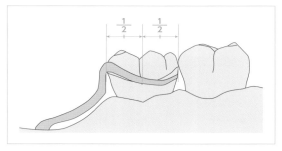

図9-14　鋳造鉤の外形線
（関西北陸地区歯科技工士学校連絡協議会編：有床歯科技工　歯科技工学実習トレーニング．医歯薬出版，東京，2011.）

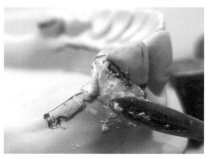

図9-15 石膏によるブロックアウト

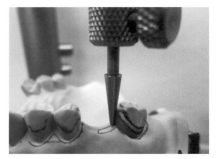

図9-16 ブロックアウト

（5）ワックスパターンの形成

　既製のワックスパターンを圧接形成する方法と，ワックスを盛り上げて形成する方法がある．

（6）埋没および鋳造

　① 埋没準備

　② 埋没

　③ 鋳造

（7）研磨，熱処理，確認

　① 研磨

　② 熱処理

　③ 適合状態の確認

2）線　鉤

（1）鉤外形線の描記（図9-17）

　① 鉤腕はニアゾーンの非アンダーカット部を走行し，近遠心径1/3付近からアンダーカット部に入って鉤尖に至る．

　② 鉤脚の長さは支台歯の近遠心径と同程度とし，義歯床内に保持される形態とする．

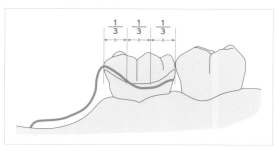

図9-17 線鉤の外形線
（関西北陸地区歯科技工士学校連絡協議会編：有床歯科技工　歯科技工学実習トレーニング．医歯薬出版，東京，2011.）

(2) 屈曲

① 屈曲に際して，プライヤーでワイヤーが滑らない程度に把持し，他側の手指で屈曲する．

② 屈曲ごとに鉛筆などで屈曲点をマークし，その少し手前をプライヤーで把持し，屈曲する．正確に適合していることを確認してから次の屈曲に進む．

③ 屈曲作業中のあるステップで，今まで適合していた部分が模型に合わなくなった場合は，そのステップ以前の部分を調整してはならない．

④ 数回逆屈曲したワイヤーは使用しない．

⑤ 作業用模型を損傷しないように注意する．

逆屈曲を繰り返すと，クラスプ破折の原因となる．

(3) レストの製作

① 鋳造法

- **ろう付け法**：屈曲したクラスプにレストをろう付けし一体とする方法．
- **無ろう付け法**：ろう付け法のように熱を加えないため，ワイヤーの弾性が失われない．製作過程が比較的単純である．

② レスト板圧接法

作業用模型のレストシートとアップライト部にレスト板（薄い純金板またはニッケルクロム板）を圧接し，その上から屈曲した線鉤を適合させ一塊として埋没し，レスト部に流ろうする．同時に鉤腕，鉤脚のろう付けも行う．

③ 屈曲法

レスト用ワイヤーを圧延してレストシートに適合させ，鉤体部および鉤脚部を屈曲する．

B レスト

レストシートに適合する金属製の小突起であり，クラスプの一部として鉤体に設置されるものと，義歯床あるいは大連結子に連結して設置されるものがある．

1. 役 割

① 義歯に加わる咬合圧の支台歯への伝達

② 義歯の沈下防止

③ 義歯を定位置に保つ

④ 義歯の動揺防止

⑤ 食片の圧入の防止

⑥ 咬合関係の改善

2. 種　類

1）咬合面レスト

　　大・小臼歯咬合面の近心あるいは遠心の辺縁隆線部から咬合面中央部へ向かって設定され，丸みをもった三角形の形態をもつ．幅は支台歯の頰舌側咬頭頂間の1/2程度とし，長さは幅と同じか支台歯の近遠心径の1/2〜1/3程度とする．厚さはレスト基底部で1〜1.5 mm必要である．また，レスト底面と歯軸のなす角度を90°以下とし，レストシートの隅角部には丸みを付与する．

2）舌面レスト

　　前歯部舌側面の基底結節部または近心あるいは遠心の辺縁隆線部に設定されるものをいい，基底結節レストともよばれる．

3）切縁レスト

　　前歯部の近心あるいは遠心の切縁隅角部に設定され，特に下顎前歯によく利用される．

補助支台装置

　　補助支台装置は単独での維持機能はないが，義歯の沈下や回転などを防ぎ，機能時の義歯の安定をはかるための小突起である．スパー，フックがあり，小連結子によって義歯床もしくは大連結子に連結される．

1. スパー

　　前歯基底結節上や臼歯辺縁隆線上などに設置される．1歯に設置されるため負担過重となりやすい．犬歯によく利用される．

2. フック

　　2歯の隣接した歯間の切縁や辺縁隆線に設置される．そのため，義歯の沈下により歯間離開を起こすことがある．

C　隣接面板

　　支台歯に形成されたガイドプレーン（誘導面）と接する支台装置の一部分のことをいう．

［隣接面板の付与により期待できる効果］

　① 義歯の着脱方向を規制して，支台歯への負荷を軽減する．
　② 義歯の着脱を容易にする．
　③ 義歯の把持機能の向上．

④ ガイドプレーンの数が多いほど維持，および把持機能の補助になる．
⑤ 前歯部へ応用することにより審美的に有利になる．

D アタッチメント

1. 構 成

クラウンあるいは根面板によって支台歯に固定される固定部と，義歯に設置される可撤部とからなる支台装置で，この2つの部分が結合あるいは嵌合することで，維持，把持，支持が発揮される．

2. 利点と欠点

クラスプと比較して，アタッチメントは以下のような利点と欠点をもつ．

1）利 点
① 維持，把持，支持機能を確実に発揮できる．
② 支台装置が外観に触れないため，審美的に良好である．
③ 異物感がない．
④ 非緩圧型と緩圧型を選択できる．
⑤ 歯の外形に関係なく維持力が得られる．
⑥ 着力点が低く咬合圧を歯軸方向に伝達しやすい．

2）欠 点
① 支台歯の削除量が大きくなり，歯髄に対して影響が大きい．
② 支台歯が短い場合や対合歯との間隙が少ない場合，適用できないことがある．
③ 技術的に製作が難しく時間を要する．
④ 構造が複雑で精密なため破損しやすい．
⑤ 修理が困難である．
⑥ 高価である．

3. 種 類

1）連結部の可動性による分類
（1）緩圧型アタッチメント
支台歯の負担軽減をはかるため連結部を可動性にしているもの．歯根膜粘膜負担義歯，粘膜負担義歯に適応する．
（2）非緩圧型アタッチメント
連結部の結合が緊密，かつ強固で可動性のないもの．歯根膜負担義歯に適応する．

2) 固定部の設置部位による分類

（1）歯冠内アタッチメント（図9-18）

固定部が歯冠内に設置される．ほとんどが非緩圧型アタッチメントである．

（2）歯冠外アタッチメント（図9-19）

固定部が歯冠外に設置される．緩圧型アタッチメントとして遊離端義歯に適応されるものが多い．

（3）根面アタッチメント（図9-20）

固定部が根面に設置される．着力点が低く，歯軸上にある．人工歯排列の制約が少なく，咬合関係や審美性の改善を行いやすい．

（4）バーアタッチメント（図9-21）

金属冠や根面板をバーで連結し，バーに維持を求める．

3）磁性アタッチメント

磁石本体が内蔵された磁石構造体を義歯床内に組み入れ，磁性ステンレス製のキーパーを支台歯根面板内に設置したものである．

（1）利点

① 支台歯に無理な荷重がかかりにくい．

② 支台歯の状態に適した荷重負担が分配できる．

③ 術式が容易である．

歯冠内アタッチメントは，固定部が歯冠内に設置されるため，支台歯の削除量が多い．

歯冠外アタッチメントは，固定部が歯冠外にあり着力点が歯冠中央より離れているため，支台歯を傾斜させる力が働く．

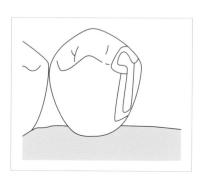

図9-18　歯冠内アタッチメント

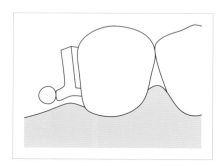

図9-19　歯冠外アタッチメント

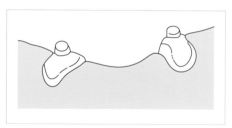

図9-20　根面アタッチメント

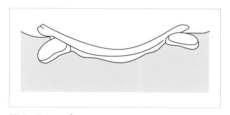

図9-21　バーアタッチメント

④ 審美性に優れる.

⑤ 維持力が低下しない.

⑥ 患者による義歯の取り外しが容易である.

⑦ 適応範囲が広い.

⑧ 繰り返しの使用が可能である.

(2) 欠点

① MRI撮影時には，キーパー周囲の5〜6 cmの範囲で画像が乱れやすい.

E テレスコープクラウン（テレスコープ義歯）

支台歯にセメント合着された内冠に対して，義歯と一体となった外冠が緊密に適合し，摩擦力およびくさび効果を利用して維持力を発揮する.

テレスコープクラウン（テレスコープ義歯）は内冠の軸面の角度によって，パラレルテレスコープクラウン（パラレルテレスコープ義歯）とコーヌステレスコープクラウン（コーヌステレスコープ義歯）に分けられる.

1. パラレルテレスコープクラウン

内冠の軸面が平行であるため，義歯着脱時の最初から最後まで内外冠が接触し，金属摩擦が起こりやすいため維持力が減少しやすい.

2. コーヌステレスコープクラウン

内冠にはコーヌス角とよばれるテーパーが付与してある. そのためパラレルテレスコープクラウンと違って内外冠の接触は装着の最後のみであるため，金属摩擦が起こりにくい.

適正なコーヌス角は約6°とされており，適切な維持力は支台歯1本あたり500〜900 gといわれている.

コーヌス角を変化させることで，維持力を調整することができる.

▶テーパー
円錐状に加工した状態

1）利 点

① 支持，把持，維持が確実に発揮できる.

② 義歯着脱時に，支台歯への側方力がかかりにくい.

③ 義歯の装着により支台歯を二次的に固定する.

④ 支台歯の清掃性に優れる.

⑤ パラレルテレスコープより技工操作が容易.

⑥ 異物感や発音障害が少ない.

2）欠 点

① 前歯部では歯頸部に金属の一部が外観に触れる場合がある.

② 多くの生活歯では，歯内処置（抜髄）の必要がある.

③ 支台歯間の歯軸が平行でない場合，内冠の歯頸部にアンダーカットが生じ，歯周疾患の原因になりやすい．
④ 設計を誤ると支台歯が負担過重となり，歯根破折などで支台歯を失うことがある．

一問一答

支台装置の種類

問**1** 直接支台装置の設置場所は

答**1** 欠損部の隣接歯

問**2** 直接支台装置のもつ機能は

答**2** ①維持
②把持
③支持

問**3** 間接支台装置の設置場所は

答**3** 欠損部から離れた歯

問**4** 間接支台装置のもつ機能は

答**4** 義歯の回転への抵抗

問**5** 直接支台装置として使用されるのは

答**5** ①クラスプ
②アタッチメント

問**6** 間接支台装置として使用されるのは

答**6** ①クラスプ
②レスト

問**7** 補助支台装置として使用されるのは

答**7** ①フック
②スパー

A クラスプ

問**8** サベイングを行うのは何を決定するためか

答**8** ①義歯の着脱方向
②残存歯間の平行関係
③ブロックアウトの範囲
④鉤尖の位置

問**9** サベイラインとは何を連ねた線か

答**9** 残存歯，顎堤および軟組織の最大豊隆部

問**10** 着脱方向に対するアンダーカットとは

答**10** 残存歯，顎堤および軟組織の最大豊隆部より下の陥凹している部分

問 **11** 義歯の着脱方向とは

答 **11** 義歯を口腔内に装着，取り外す方向

解説 着脱方向を変えると，アンダーカット量も変化する．

問 **12** サベイヤーの付属品のうち，鉤尖の位置を決定するために用いるのは

答 **12** アンダーカットゲージ

問 **13** 予備測定とは

答 **13** 研究用模型上で仮設計をするための測定

解説 仮設計は前処置の資料となる．

問 **14** 本測定とは

答 **14** 仮設計を参考にして最終的な設計を行うために作業用模型上で行う測定

問 **15** サベイヤー本体の構成要素は

答 **15** ①水平台
②支柱
③水平アーム
④スピンドル
⑤模型台

問 **16** サベイヤー本体のうち，模型を取り付け，角度を自由に変えられる部分は

答 **16** 模型台

問 **17** サベイヤー本体のうち，模型台を設置しスムーズに移動させるための滑沢な部分は

答 **17** 水平台

問 **18** サベイヤー本体のうち，支柱から横に水平にのびる部分は

答 **18** 水平アーム

問 **19** サベイヤー本体のうち，水平台と水平アームを連結する縦にのびている部分は

答 **19** 支柱

問 **20** サベイヤー本体のうち，水平アームの先の上下運動ができる部分は

答 **20** スピンドル

解説 アナライジングロッドなどの付属品はスピンドルに取り付ける．

問 21	サベイヤーの付属品は	答 21	①アナライジングロッド（測定杆） ②カーボンマーカー（炭素棒） ③補強鞘 ④アンダーカットゲージ ⑤ワックストリマー ⑥テーパートゥール
問 22	アナライジングロッドの使用目的は	答 22	①義歯の着脱方向の決定 ②アンダーカット量の把握 ③等高点の記入
問 23	アナライジングロッドの日本語表記は	答 23	測定杆
問 24	カーボンマーカーとは	答 24	サベイラインの描記に使用する炭素棒
問 25	カーボンマーカーの破折を防ぐために取り付ける金属のカバーは	答 25	補強鞘
問 26	アンダーカットゲージの使用目的は	答 26	水平的なアンダーカット量を測定し，鉤尖の位置を決定する
問 27	標準的なアンダーカットゲージのサイズは	答 27	通常，0.25 mm，0.5 mm，0.75 mmの3種類
問 28	ワックストリマーの使用目的は	答 28	不要なアンダーカットに塡塞したワックスを，着脱方向と一致するように削る
問 29	テーパートゥールの使用目的は	答 29	ワックスを着脱方向に対して一定の傾斜で削る
問 30	模型台が水平台に固定されているサベイヤーは	答 30	可動式サベイヤー

解説 水平アームが可動式のためスピンドルが上下および水平に移動し，スピンドルの動きのみでサベイングが行える．

問 31	水平アームが支柱に固定されているサベイヤーは	答 31	非可動式サベイヤー

解説 スピンドルの上下移動と模型台の水平移動によってサベイングする．

9
支台装置

問 **32**	等高点とは	答 **32**	模型上の同一の高さに記入される３つの点
問 **33**	等高点の記入に用いるのは	答 **33**	アナライジングロッド
問 **34**	等高点を記入する目的は	答 **34**	一度模型台から取り外した模型を，元の位置に戻せるように固定する

解説 等高点の場所は，模型の側面または同一平面３か所とする．

問 **35**	義歯の動揺を大別すると	答 **35**	①水平的動揺 ②垂直的動揺 ③回転
問 **36**	義歯を安定させる支台装置の機能は	答 **36**	①維持 ②把持 ③支持
問 **37**	義歯の離脱に対する働きは	答 **37**	維持
問 **38**	義歯の沈下に対する働きは	答 **38**	支持
問 **39**	義歯の横揺れに対する働きは	答 **39**	把持
問 **40**	支台歯に接触する形態でクラスプを分類すると	答 **40**	①環状鉤 ②バークラスプ
問 **41**	クラスプの各部の名称は	答 **41**	①鉤腕 ②鉤尖 ③鉤肩 ④鉤体 ⑤鉤脚 ⑥レスト
問 **42**	鉤腕のうち支台歯の非アンダーカット部を走行する部位は	答 **42**	上腕
問 **43**	鉤腕のうち支台歯のアンダーカット部を走行する部位は	答 **43**	下腕
問 **44**	上腕の機能は	答 **44**	把持

問 **45** 下腕の機能は

答 **45** 維持

問 **46** 維持腕の目的は

答 **46** 部分床義歯の離脱に対する抵抗

問 **47** 拮抗腕の目的は

答 **47** 義歯の着脱や機能時に支台歯に加わる側方力への対抗

問 **48** 鉤尖は支台歯のどの部分に設定されるか

答 **48** アンダーカット部

問 **49** 鉤腕と鉤体を連結する部分は

答 **49** 鉤肩

問 **50** 鉤脚の目的は

答 **50** 義歯床からの離脱，移動の防止

問 **51** 鉤脚の長さの目安は

答 **51** クラスプの近遠心径と同等もしくはそれ以上の長さ

問 **52** 環状鉤の囲繞性とは

答 **52** 支台歯の3面4隅角を取り囲み，鉤尖で隅角部を的確に把持すること

問 **53** 隣接支台歯で欠損側に近い領域を何というか

答 **53** ニアゾーン

問 **54** 隣接支台歯で欠損側に遠い領域を何というか

答 **54** ファーゾーン

問 **55** 部分床義歯の構成要素のうち，支持が期待できるのは

答 **55** ①レスト
②義歯床
③上顎の大連結子

問 **56** クラスプを鉤腕の数によって分類すると

答 **56** ①単純鉤（一腕鉤）
②二腕鉤
③レスト付き二腕鉤（三腕鉤）

問 **57** クラスプを製作法で分類すると

答 **57** ①鋳造鉤（キャストクラスプ）
②線鉤（ワイヤークラスプ）

問 **58** クラスプを形態で分類すると

答 **58** ①環状鉤
②バークラスプ

問 **59** 環状鉤はどのようなクラスプか

答 **59** 鉤腕が支台歯を取り囲み，咬合面側からアンダーカット部に入る

問**60** バークラスプはどのようなクラスプか	答**60** 義歯床または連結子から出る鉤腕が支台歯に向かって横走し，支台歯の歯肉側からアンダーカット部に入る
問**61** 鋳造鉤で使用される金属は	答**61** 金合金，金銀パラジウム合金　コバルトクロム合金
問**62** 線鉤で使用される金属は	答**62** 白金加金，コバルトクロム合金
問**63** 鋳造鉤の長所は	答**63** ①設計の自由度が高い ②適合がよい ③維持力，把持力，支持力に優れる ④フレームワークとのワンピースキャスティングが可能である ⑤異物感が少ない
問**64** 鋳造鉤の短所は	答**64** ①脆弱で弾性に乏しいので破折しやすい ②弾性に乏しく適合がよいので支台歯が負担荷重となりやすい ③前歯部では審美的でない
問**65** 線鉤の長所は	答**65** ①支台歯の負荷を軽減できる ②審美的である ③修正が容易である
問**66** 線鉤の短所は	答**66** ①把持力，支持力が弱いので安定が悪い ②異物感が比較的大きい ③応力が集中しやすく破折しやすい ④適合が得にくい ⑤設計の自由度が制限される

問**67** 線鉤におけるレストとの連結方法は

答**67** ①ろう付け法（線鉤とレストをろう
　　　　付けによって連結する）
　　　②無ろう付け法（線鉤とレストを義
　　　　歯床内で間接的に連結する）

問**68** 鋳造鉤と線鉤は，それぞれサベイラインのどの位置
からアンダーカットに入るか

答**68** **鋳造鉤**：サベイライン近遠心径の1/2
から
線鉤：サベイライン近遠心径の1/3
から

問**69** 環状鉤の長所は

答**69** ①多くの歯に応用できる
　　　②支台歯周囲組織の形態に関係な
　　　　く応用できる
　　　③把持力が強く，義歯の維持，安
　　　　定に優れる

問**70** 環状鉤の短所は

答**70** ①歯面との接触面積が大きく齲蝕
　　　　になりやすい
　　　②異物感が大きい
　　　③審美的でない
　　　④食物の流れが阻害され自浄性が
　　　　悪く歯周疾患を誘発しやすい
　　　⑤側方力が加わりやすい

問**71** バークラスプの長所は

答**71** ①異物感が少ない
　　　②プラークの付着が少なく，齲蝕
　　　　や歯周疾患になりにくい
　　　③自浄性が保てる
　　　④審美的である
　　　⑤側方力に対する為害作用が少な
　　　　い

問**72** バークラスプの短所は

答**72** ①支台歯の周囲組織形態によって
　　　　は禁忌である
　　　②口腔前庭が浅いと応用できない
　　　③把持力が比較的弱い

問 73	鋳造によるレスト付き二腕鉤を何というか	答 73	エーカースクラスプ

答 73 の解説 歯根膜負担義歯に用いられる代表的なクラスプである.

問 74	レスト付き二腕鉤が利用するアンダーカットは	答 74	ファーゾーンの0.25〜0.5 mm
問 75	レスト付き二腕鉤を鉤体部で合わせたクラスプは	答 75	双子鉤（エンブレジャークラスプ）
問 76	2歯以上に鉤腕が走行するクラスプは	答 76	①双子鉤 ②延長腕鉤 ③連続鉤
問 77	コンビネーションクラスプとはどのようなクラスプか	答 77	頰側腕と舌側腕の材料もしくは形態が異なるもの
問 78	レストが1歯の近遠心双方に設置されるクラスプは	答 78	①リングクラスプ ②ハーフアンドハーフクラスプ
問 79	孤立した支台歯に応用されるクラスプは	答 79	①ハーフアンドハーフクラスプ ②リングクラスプ
問 80	ヘアピンクラスプの使用が困難な条件は	答 80	支台歯の歯冠長が短い
問 81	延長腕鉤が使用されるのは欠損部隣接歯がどのような場合か	答 81	①有効なアンダーカットがない ②骨植が弱い
問 82	補助アームが設けられることがあるクラスプは	答 82	リングクラスプ
問 83	RPIクラスプの適応部位は	答 83	遊離端義歯の小臼歯
問 84	RPIクラスプのレストはどこに設置するか	答 84	咬合面近心部
問 85	環状鉤に比べたバークラスプの利点は	答 85	①審美的に優れる ②支台歯が齲蝕になりにくい
問 86	連続鉤とリンガルバーを組み合わせたものは	答 86	ケネディーバー
問 87	RPIクラスプの構成要素は	答 87	R：近心レスト P：隣接面板 I：Iバー
問 88	RPIクラスプの鉤尖の位置は	答 88	頰側最大豊隆部の歯頸部寄り1/3

問**89**	RPIクラスプが利用するアンダーカット量は	答**89**	0.25 mm
問**90**	主に両側大臼歯欠損で小臼歯に用いられるクラスプは	答**90**	①バックアクションクラスプ ②リバースバックアクションクラスプ
問**91**	ローチ型クラスプでI型はどの部分のアンダーカットを利用するか	答**91**	ニアゾーン
問**92**	ローチ型クラスプでT型はどの部分のアンダーカットを利用するか	答**92**	ニアゾーン
問**93**	ローチ型クラスプでL型はどの部分のアンダーカットを利用するか	答**93**	ファーゾーン
問**94**	RPIクラスプがレストを近心に設置する理由は	答**94**	支台歯の傾斜予防
問**95**	線鉤で熱処理が可能な材料は何か	答**95**	貴金属合金線（白金加金など）
問**96**	機械的性質を向上させるための処理は	答**96**	硬化（熱）処理
問**97**	クラスプの維持力に影響を及ぼす因子は	答**97**	①アンダーカット量 ②アンダーカットの位置 ③鉤腕の厚さ ④鉤腕の長さ ⑤鉤腕の幅 ⑥上腕から下腕へのテーパー度 ⑦鉤腕の断面形態 ⑧クラスプ用金属の弾性係数
問**98**	クラスプの鉤脚の長さは	答**98**	クラスプの近遠心径と同等もしくはそれ以上にする
問**99**	鋳造鉤の鉤脚の形態は	答**99**	アップライト部より先端側を広げ，鳩尾形の保持形態を与える
問**100**	臼歯部のレスト付き二腕鉤で必要な鉤腕の長さは	答**100**	支台歯の3面4隅角を取り囲む長さ
問**101**	白金加金を使用した大臼歯部のエーカースクラスプの標準の幅は	答**101**	上腕を2 mm，下腕を1 mmとした先細り形態

問**102** 白金加金を使用した大臼歯部のエーカースクラスプの標準の厚さは

答**102** 鉤体付近で1 mm，鉤尖付近で0.5 mmとした先細り形態

問**103** 作業用模型上でクラスプを製作するときに使用する材料は

答**103** パターン用常温重合レジン，パターン用光重合レジン

問**104** 耐火模型の製作法は

答**104** 作業用模型を複印象し，陰型に耐火模型材を注入する

問**105** 耐火模型の表面処理の目的は

答**105** ①耐火模型表面を滑沢にし，硬度を増加させる
②ワックスアップを容易にする
③鋳造体内面を滑沢にする

問**106** 耐火模型の表面処理の方法は

答**106** ニスバス法，ワックスバス法など

問**107** 機械研磨の手順は

答**107** 粗いものから細かいものへ，粒度を変えながら研磨する

問**108** 電解研磨とは

答**108** 合金の表面を電解液の中で溶解させて研磨する方法

問**109** 線鉤の屈曲の原則は

答**109** プライヤーでワイヤーを保持し，手指で屈曲する

問**110** 線鉤の屈曲で，作業用模型に直前まで適合していた部分が不適合になった場合の対応は

答**110** 適合していた以前の部分は触らず，最後に屈曲した部分をのばして再度屈曲する

問**111** 線鉤の製作法で無ろう付け法とは

答**111** 鋳造レストを製作し，義歯床の中に埋入固定する方法

問**112** 線鉤の製作法でろう付け法とは

答**112** 鋳造レストを製作後，ろう付け用埋没材を使用して埋没し，ろう付け用ブロックを乾燥させて最小限の火炎でろう付けする方法

問**113** 線鉤の製作法でレスト板圧接法とは

答**113** レスト板をレストシートとアップライト部に圧接した後，レスト板とクラスプを一塊で取り外し埋没し，脱ろう，乾燥後にレストと鉤腕，アップライト部，鉤脚を同時にろう付けする方法

B レスト

問**114** レストはどこと連結されているか

答**114** 鉤体，義歯床，あるいは大連結子

問**115** レストの目的は

答**115** ①義歯に加わる咬合圧の支台歯への伝達
②義歯の沈下防止
③義歯を定位置に保つ
④義歯の動揺防止
⑤食片の圧入の防止
⑥咬合関係の改善

問**116** レストが機能しないと口腔内はどのようになるか

答**116** 機能時の咬合圧の多くを顎堤粘膜が負担し，顎堤が吸収されてしまう

問**117** 設置部位によるレストの種類は

答**117** ①咬合面レスト
②舌面レスト
③切縁レスト

問**118** 咬合面レストの形状（形態）は

答**118** 丸みをもった三角形

問**119** 咬合面レストの大きさは

答**119** 幅：支台歯の頬舌側咬頭頂間の1/2程度
長さ：幅と同じか支台歯の近遠心径の1/2〜1/3程度

問**120** レストの破折の主な原因は

答**120** レストの厚み不足による強度不足

問 **121** レスト底面と歯軸のなす角度は

答 **121** 90°以下

解説 レストの咬合圧が支台歯の歯軸方向に向かうようにするため

問 **122** 舌面レストの別名は

答 **122** 基底結節レスト

問 **123** 臼歯に設置されるレストは

答 **123** 咬合面レスト

問 **124** 前歯の基底結節，辺縁隆線に設置されるレストは

答 **124** 舌面レスト

問 **125** 前歯部切縁の近心，遠心に設置されるレストは

答 **125** 切縁レスト

問 **126** 舌面レストと比べた切縁レストの利点は

答 **126** ①荷重を歯軸方向に向けやすい
②歯冠修復の必要がない
③連続的な設置で支台歯を固定できる

問 **127** 舌面レストと比べた切縁レストの欠点は

答 **127** ①回転により支台歯を傾斜させやすい
②審美性に劣る
③異物感が大きい

補助支台装置

問 **128** 補助支台装置とは

答 **128** 単独では維持機能がない支台装置

問 **129** 補助支台装置にはどのようなものがあるか

答 **129** ①フック
②スパー

問 **130** 義歯床や連結装置と補助支台装置を連結させるものは

答 **130** 小連結子

問 **131** 基底結節や辺縁隆線に設置される補助支台装置は

答 **131** スパー

問 **132** 2本の歯の間に設置される補助支台装置は

答 **132** フック

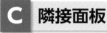

C 隣接面板

問 **133** 隣接面板と適合する部分を何というか

問 **134** 隣接面板の機能は

答 **133** ガイドプレーン（誘導面）

答 **134** ①義歯の着脱方向を規制して，支台歯への負荷を軽減する
②義歯の着脱を容易にする
③義歯の把持機能の向上
④ガイドプレーンの数が多いほど維持および把持機能の補助になる
⑤前歯部への応用により審美的に有利

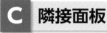

D アタッチメント

問 **135** 支台歯への咬合圧の伝わり方でアタッチメントを分類すると

問 **136** 答 **135** の2種類の連結の違いは

答 **135** ①緩圧型
②非緩圧型

答 **136** 緩圧型：固定部と可撤部の連結に可動性がある
非緩圧型：可動性がない

問 **137** 固定部が歯冠部に設置されたアタッチメントは

答 **137** 歯冠内アタッチメント

問 **138** 固定部が歯冠外に設置されたアタッチメントは

答 **138** 歯冠外アタッチメント

問 **139** 固定部が根面上や根管内に設置されるアタッチメントは

答 **139** 根面アタッチメント

問 **140** 歯冠や歯根を連結し，それを固定部としたアタッチメントは

答 **140** バーアタッチメント

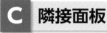

問 **141** クラスプと比較したアタッチメントの利点は

答 **141** ①維持，把持および支持機能が確実に発揮できる
②審美的である
③異物感が少ない
④緩圧型，非緩圧型を選択できる
⑤支台歯の形態に影響しない
⑥着力点が低く，咬合圧を支台歯の歯軸方向に伝達しやすい

問 **142** クラスプと比較したアタッチメントの欠点は

答 **142** ①支台歯の形成量が多い
②支台歯が短い場合や対合歯との間隙が少ない場合は利用が困難
③技工作業が煩雑
④高度な技術が必要
⑤破損しやすい
⑥修理が困難
⑦高価

問 **143** 永久磁石の吸引力を利用するアタッチメント

答 **143** 磁性アタッチメント

問 **144** 答**143**の問題点は

答 **144** MRI撮影時に画像が歪む

問 **145** アタッチメントの構成要素は

答 **145** 支台歯に固定される固定部と，義歯に設置される可撤部

問 **146** 緩圧型アタッチメントが主に使用される欠損状態は

答 **146** 遊離端欠損

問 **147** 中間欠損によく使われるアタッチメントは

答 **147** 非緩圧型アタッチメント

問 **148** オーバーデンチャーによく使用されるアタッチメントは

答 **148** 根面アタッチメント

問 **149** 磁性アタッチメントの構成要素は

答 **149** 磁石構造体とキーパー

解説 一般的に，磁石構造体を義歯床内に，キーパーを支台歯根面板内に設置する．

E テレスコープクラウン（テレスコープ義歯）

問 **150** テレスコープクラウンとは

答 **150** 内冠と外冠から構成される二重の金属冠

問 **151** 内冠の軸面が平行なものは

答 **151** パラレルテレスコープクラウン

問 **152** 内冠の軸面が咬合面部に向かってテーパー（円錐状に加工した状態）を有しているものは

答 **152** コーヌステレスコープクラウン

問 **153** パラレルテレスコープクラウンの維持力は

答 **153** 内外冠の金属どうしの摩擦力

問 **154** コーヌステレスコープクラウンの維持力は

答 **154** 内外冠のくさび効果で外冠に弾性変化が起こる際の収縮力

解説 咬合力が加わると外冠が弾性変形し，その際の収縮力によって内冠が圧迫され，維持力が発揮される．

問 **155** 内冠の適切なコーヌス角は

答 **155** 約6°

問 **156** パラレルテレスコープクラウンとコーヌステレスコープクラウンで，製作時に維持力を調整できるのはどちらか

答 **156** コーヌステレスコープクラウン

解説 コーヌス角を変化させることで維持力を調整できる．

連結子

知識の整理と重要事項

連結子は，部分床義歯においていくつかの構成要素を連結する金属装置で，大連結子と小連結子がある．大連結子は義歯床と義歯床あるいは義歯床と間接支台装置を連結する．小連結子は義歯床あるいは大連結子と支台装置や補助支台装置を連結する．

連結子の必要条件と利点・欠点

1. 連結子の必要条件

① たわみ，変形および破損を起こさない強さをもつ．
② 舌や頰粘膜の運動に障害とならない．
③ 食物残渣が付着しにくい．
④ 発音障害や味覚障害を起こさない．
⑤ 粘膜部に自然移行し，装着感や適合がよい．

2. 連結子の利点と欠点

1）連結子の利点

> 連結子を使用せずにレジン床で連結した場合と比較すると，右のような利点がある．

① 義歯を清潔に保つことができる．
② 義歯が強固になる．
③ 義歯の異物感が少なくなり，装着感がよくなる．
④ 咀嚼，発音などの機能が向上する．

2）連結子の欠点

必要以上に粘膜を被覆すると，異物感，発音障害および味覚障害などを増加させ，また温度感覚に障害が出ることがある．

A 大連結子

1. 役割

① 義歯にかかる咬合圧を顎堤や残存歯に伝達し，分担させる．

② 義歯の構成要素を連結することで，単純化，単一化をはかる．
③ 義歯の各部分を強固に連結し，機能時の義歯を安定させる．
④ 義歯の大きさ（面積，体積）を小さくし，異物感を軽減する．
⑤ 義歯の変形，破損を防止する．
⑥ 義歯設計の自由度を得る．

2. 分　類

1）上顎の大連結子

　　幅径の違いにより，上顎の大連結子は3つ（①パラタルバー，②パラタルストラップ，③パラタルプレート）に大別される．幅径を大きくすることで薄くすることができる（図10-1）．

（1）パラタルバー

　　幅径が8mm以下の上顎口蓋に用いるバーである．走行する位置により表10-1のように分類される．

（2）パラタルストラップ

　　幅径が9〜20mm程度で，パラタルバーより薄く広く設定したものである．パラタルバーより異物感や発音障害が少ない．幅が広いため，支持能力の向上を目的に使用される．

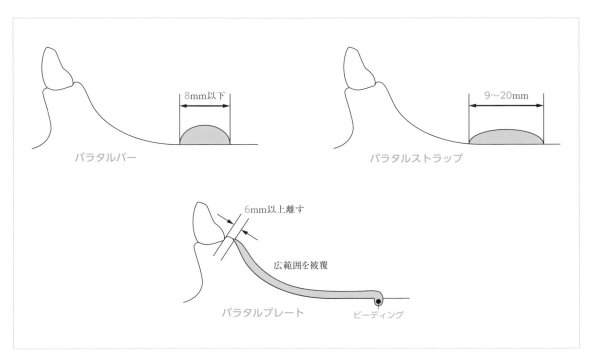

8mm以下

パラタルバー

9〜20mm

パラタルストラップ

6mm以上離す

広範囲を被覆

パラタルプレート

ビーディング

図10-1　上顎の大連結子

表10-1　パラタルバーの種類

種類	走行位置	特徴
前パラタルバー	・口蓋の前方を弓状に走行する. ・前歯部の歯肉縁から6mm以上離す.	・舌が触れる位置にあり,異物感が大きく発音障害を起こしやすいので,できるだけ薄くする.
中パラタルバー	・口蓋の中央部を左右に走行する. ・通常,左右第二小臼歯間を走行する.	・口蓋隆起や粘膜の薄い部分はリリーフする必要がある. ・舌が触れにくいため異物感,嘔吐感や発音障害の発生は少ない.
後パラタルバー	・口蓋の後方を走行する. ・通常,左右大臼歯間付近を走行する.	・異物感が強く,軟口蓋に設置すると嚥下障害や嘔吐感が発生する場合がある.
側方パラタルバー	・口蓋の側方を縦に走行するバーである.	・前後の義歯の連結,間接支台装置の連結,ほかの連結子との連結に使用される.
正中パラタルバー	・口蓋の正中部を縦に走行するバーである.	・単独での使用はほとんどなく,ほかの連結子と連結するために使用されることが多い.
馬蹄形バー (ホースシューバー)	・前パラタルバーと側方パラタルバーを連結したU字形のバー.	・口蓋隆起を回避したり,嘔吐反射が著しい場合に用いられる.

(3) パラタルプレート

　　パラタルストラップより薄く広く設定し,口蓋の広範囲を被覆したものである.多数歯欠損で,広範囲での支持能力が必要な場合に用いられる.

> **●ビーディング**
> 　辺縁封鎖性をよくし装着時の違和感を軽減するため,上顎大連結子の内面に縁取りをつけることをビーディング(図10-1)という.0.3～0.5mmの溝を形成した模型上で上顎大連結子を製作することにより,内面に突起ができる.この突起により,口腔内装着時に辺縁を封鎖することが可能となる.

2) 下顎の大連結子

　　口腔底の幅や状態によって,2つ(①リンガルバー,②リンガルプレート)に大別される.

(1) リンガルバー

　　下顎の舌側歯槽面上を弓状に走行するバーをいう.断面形態として,舌感が良好な半洋梨形がよく使われている.上縁は歯肉縁から下方に約3mm以上離して,下縁は口腔底のやや上方に設置する.また,舌小帯の動きを阻害しない位置に設定する.粘膜との接触は一部であるため,咬合圧に対しての支持能力はない(図10-2).

幅と厚さは使用する金属（のもつ強度）によって異なり，コバルトクロム合金の場合は幅4〜5 mm，厚さ1〜1.5 mm程度とする．

以下の場合は適応が禁忌である（図10-3）．

> ●リンガルバーの禁忌症
> ① 口腔底が浅く，舌側歯肉縁とバー上縁の間が3 mm以上，舌側歯肉縁と口腔底可動粘膜の間が8 mm以上でない場合
> ② 舌側顎堤の前方への傾斜が少なく，バーの設置により異物感が強い場合
> ③ 小臼歯や大臼歯が極度に舌側に傾斜している場合
> ④ 舌側歯槽部に著しい骨隆起がある場合

（2）リンガルプレート

下顎残存歯の舌側粘膜面上をプレート状に被覆する大連結子で，リンガルバーが禁忌の場合が適応となる．

[長所]
① 機能時における義歯の把持効果が期待できる．
② 残存歯の固定効果が期待できる．
③ 異物感，発音障害が少ない．

[短所]
① 広く被覆することにより，自浄性が低下して不潔になりやすい．

10
連結子

リンガルプレートのうち，下顎前歯部の基底結節を被覆する形態をリンガルエプロンという．

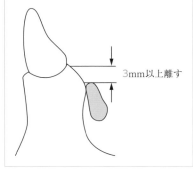

図10-2　リンガルバー

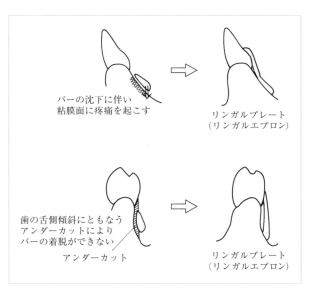

図10-3　リンガルバーの禁忌症

（3）ケネディーバー

連続鉤（p.78参照）とリンガルバーの併用で，リンガルプレートと機能的に類似している．

[適応]

① 前歯部が歯周疾患により近遠心の接触点を失っている場合．

② 残存歯の歯間に空隙が連続的に存在し，リンガルプレートでは審美的に問題となる場合．

[長所]

① 間接維持作用により義歯が安定する．

② 残存歯の固定効果が期待できる．

[短所]

① 構造上，食物残渣が停滞しやすい．

② 異物感が大きい．

③ 舌尖を刺激しやすい．

（4）外側バー

残存歯の唇側あるいは頬側の歯槽面を走行するバーをいう．

[適応]

① 残存歯の舌側傾斜が著しい場合．

② 顎堤の舌側のアンダーカットが著しい場合．

[長所]

リンガルバーやリンガルプレートが使用できない症例に使用できる．

[短所]

① バー下縁に食物残渣が停滞しやすい．

② 唇側および頬側の粘膜を損傷しやすい．

③ 装着時の異物感が大きい．

3. バーの製作法

バーの製作法は鋳造法と屈曲法の2つに分類される．さらに鋳造法では，パターンの形成を耐火模型上で行う方法と作業用模型上で行う方法がある．

1）鋳造バーの製作

鋳造バーの製作は，クラスプの鋳造法による製作とほとんど同様の手順で行われる．つまり，パターンを形成する方法には，耐火模型上で行う方法（型ごと埋没法）と作業用模型上で行う方法（圧接法）がある．

（1）型ごと埋没法の製作順序（耐火模型使用）

① 外形線の描記

② ブロックアウト，リリーフ

③ 耐火模型製作

④ 表面処理

⑤ パターンの形成

⑥ 埋没，鋳造

⑦ 研磨，熱処理，確認

（2）圧接法の製作順序（作業用模型使用）

① 外形線の描記

② ブロックアウト，リリーフ

③ パターンの形成（既製ワックスパターン，シートワックス・インレーワックス，パターン用常温重合レジン，光重合レジン）

④ 埋没，鋳造

⑤ 研磨，熱処理，確認

2）屈曲バーの製作

　屈曲バーは，断面の形態が半楕円形または楕円形の直線状の金属バーをバー捻転鉗子やバー屈曲鉗子を用いて屈曲して製作するバーである．

　製作材料はたわみにくく堅固な合金であるため，作業用模型上に適合するように何度も試適しながら，模型面に密着したバーを製作する必要がある．

（1）製作順序

① 外形線の描記

② ブロックアウト，リリーフ

③ 参照用ワックスパターンの準備

　レディキャスティングワックスまたは帯状のパラフィンワックスを用いて，参照用パターンを準備する．

④ 屈曲（縦曲げ）

　参照用パターンを平面状に延ばし，金属バーが参照用パターンと同形態になるよう，バー屈曲鉗子を用いて縦曲げ（バー断面の長軸方向に屈曲）を行う

⑤ 屈曲（横曲げ）

　バーを模型に試適しながら，バー屈曲鉗子を用いて横曲げ（バー断面の短軸方向に屈曲）を行い，模型に適合させる．

⑥ 屈曲（ひねり）

　顎堤に移行する部分では，バー捻転鉗子を用いて三次元的なひねりの形態を付与する．

⑦ 研磨，仕上げ

B 小連結子

　支台装置などを義歯床や大連結子に連結する金属部で，支台歯側面への接触により，間接的に把持機能を発揮する．小連結子間は 5 mm 以上離す．

- **床連結子**：義歯床を大連結子に連結する装置をいう．
- **支台装置連結子**：支台装置を大連結子に連結する装置をいう．
- **その他**：フックやスパーなどの補助支台装置に連結する．

一問一答

連結子の必要条件と利点・欠点

問**1** 連結子を分類すると

答**1** ①大連結子
②小連結子

問**2** 連結子の必要条件は

答**2** ①強固な構造をもつ
②舌や頰粘膜の動きを阻害しない
③食物残渣が付着しにくく衛生的
④発音障害, 味覚障害を起こさない
⑤装着感や適合性がよい

問**3** 連結子の利点は

答**3** ①清潔に保てる
②義歯が強固になる
③装着感がよい
④咀嚼機能, 発音機能が向上する

問**4** 連結子が必要以上に広く粘膜を被覆した場合の問題点は

答**4** ①味覚障害
②発音障害
③温度感覚障害
④異物感

A 大連結子

問**5** 大連結子が連結する構成要素は

答**5** ①義歯床 と 義歯床
②義歯床 と 間接支台装置

問**6** 連結子の目的は

答**6** ①咬合圧の分担
②義歯の単純化, 単一化
③機能時の義歯安定
④義歯を小さくし異物感を軽減
⑤変形や破損の防止
⑥義歯設計の自由度の向上

問 **7**	上顎の大連結子の種類は	答 **7**	①パラタルバー ②パラタルストラップ ③パラタルプレート
問 **8**	パラタルバーの幅径は	答 **8**	8 mm以下
問 **9**	パラタルストラップの幅径は	答 **9**	9〜20 mm程度
問 **10**	パラタルバーの種類は	答 **10**	①前パラタルバー ②中パラタルバー ③後パラタルバー ④側方パラタルバー ⑤正中パラタルバー　**など**
問 **11**	答 **10** のうち，口蓋の側方を縦に走行するのは	答 **11**	側方パラタルバー
問 **12**	答 **10** のうち，左右の大臼歯付近の間を走行するのは	答 **12**	後パラタルバー
問 **13**	答 **10** のうち，口蓋の前方を歯列形態に沿って弓状に走行するのは	答 **13**	前パラタルバー
問 **14**	答 **10** のうち，口蓋の正中部を縦に走行するのは	答 **14**	正中パラタルバー
問 **15**	答 **10** のうち，左右の第二小臼歯付近の間を走行するのは	答 **15**	中パラタルバー
問 **16**	前パラタルバーと側方パラタルバーを連結したものは何か	答 **16**	馬蹄形バー（ホースシューバー）
問 **17**	答 **16** を使用するのはどのような場合か	答 **17**	①口蓋隆起を回避させる場合 ②嘔吐反射が著しい場合
問 **18**	パラタルバーと比較したパラタルストラップの利点は	答 **18**	①異物感や発音障害が少ない ②支持能力が向上する
問 **19**	上顎大連結子製作の際，作業用模型上に溝を形成する作業を何というか	答 **19**	ビーディング
問 **20**	答 **19** の目的は	答 **20**	口腔内装着時の辺縁封鎖を確実にする

問 **21**	答**19**の溝の深さは	答 **21**	0.3〜0.5 mm
問 **22**	下顎の大連結子の種類は	答 **22**	①リンガルバー ②リンガルプレート
問 **23**	リンガルバーの上縁は歯肉縁からどれくらい離すか	答 **23**	3 mm 以上
問 **24**	リンガルバーを用いる場合，歯肉縁と口腔底の距離はどのくらい必要か	答 **24**	8 mm
問 **25**	歯肉縁と口腔底の距離が答**24**以下の場合，下顎の大連結子として応用されるのは	答 **25**	リンガルプレート
問 **26**	ケネディーバーとはどのようなものか	答 **26**	リンガルバーと連続鉤を組み合わせたもの
問 **27**	ケネディーバーの短所は	答 **27**	①食物残渣が停滞しやすい ②異物感が大きい ③舌尖を刺激しやすい
問 **28**	パラタルバーの断面形態は	答 **28**	カマボコ型
問 **29**	リンガルバーの断面形態は	答 **29**	半洋梨型
問 **30**	パラタルバー，リンガルバーは，残存歯の歯頸部から何mm離して設置するか	答 **30**	上顎：6 mm 以上 下顎：3 mm 以上
問 **31**	ビーディングを行うのは	答 **31**	①パラタルプレート ②パラタルストラップ
問 **32**	リンガルバーの幅と厚さは	答 **32**	幅：4〜5 mm 程度 厚さ：1〜1.5 mm 程度
問 **33**	バーの製作方法は	答 **33**	①鋳造法 ②屈曲法
問 **34**	鋳造バーの製作方法は	答 **34**	①型ごと埋没法 ②圧接法

10

連結子

問 **35** 鋳造バーの型ごと埋没法での製作順序は	答 **35** ①外形線の描記
	②ブロックアウト，リリーフ
	③耐火模型製作
	④表面処理
	⑤パターンの形成
	⑥埋没，鋳造
	⑦研磨，熱処理
問 **36** 屈曲バーに弾性の高い金属線を使用する理由は	答 **36** 咬合圧による変形，破損を防ぐため
問 **37** 屈曲バー製作時のリリーフの方法は	答 **37** 絆創膏などを用いる
問 **38** 屈曲バーの製作に用いるプライヤー（鉗子）は	答 **38** バー捻転鉗子，バー屈曲鉗子
問 **39** リンガルバーの屈曲は，縦曲げと横曲げのどちらから始めるか	答 **39** 縦曲げ

答 **39**

解説 バー断面の長軸方向に屈曲することを縦曲げ，短軸方向に屈曲することを横曲げという．

B 小連結子

問 **40** 小連結子が連結する構成要素は	答 **40** ① 支台装置 と 義歯床
	② 支台装置 と 大連結子

第11章

部分床義歯の印象採得に伴う技工操作

印象採得の主な目的は正確な模型を得ることであり，部分床義歯製作工程のなかでも最も重要な操作の1つである．

●部分床義歯の印象法の考え方

部分床義歯においては咬合圧のほとんどを歯根膜で負担する歯根膜負担義歯，咬合圧を歯根膜と顎堤粘膜両方で負担する歯根膜粘膜負担義歯，咬合圧のほとんどを顎堤粘膜で負担する粘膜負担義歯など，数多くの種類の義歯が存在する．そのため，それぞれに適した印象法はきわめて複雑である．

一般的には，残存歯部は正確な解剖学的印象，顎堤粘膜には機能印象が共通した考え方となっている．

A 個人トレー

使用中に変形・破損しない丈夫な材料で製作する．通常，操作性のよいトレー用常温重合レジンが用いられる．

[個人トレーを用いる利点]

① 印象材の厚さを一定にできるため，正確な印象が得られる．

② 筋圧形成を行うことで，義歯の床縁形態を正確に記録できる．

③ 術者の印象採得が容易になる．

④ スペーサーの厚さを調整することで，印象時の加圧調整ができる．

1．製作法

1）サベイング

残存歯および顎堤の平均的なアンダーカットを得るためにサベイヤーを用いて測定し，個人トレーの着脱方向を決定する．

2）トレー外形線の設定

機能印象を行う場合，トレーの外形線は床外形線や残存歯部の歯肉頬（唇）移行部より2〜3mm短く設定するが，口蓋後縁部やレトロモラーパッド付近では床外形線よりも長めに設定する．

> 個人トレーは患者の歯列および顎堤の形態に合わせ，形や大きさを整え製作されるので，術者の印象採得操作が容易となる．

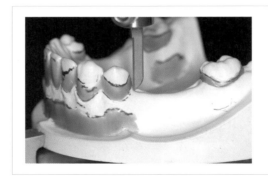

図11-1　ワックスによるブロックアウト
（関西北陸地区歯科技工士学校連絡協議会編：有床歯科技工　歯科技工学実習トレーニング．医歯薬出版，東京，2011.）

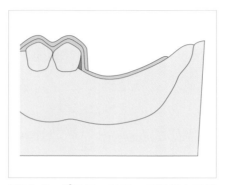

図11-2　パラフィンワックスによるスペーサー
（関西北陸地区歯科技工士学校連絡協議会編：有床歯科技工　歯科技工学実習トレーニング．医歯薬出版，東京，2011.）

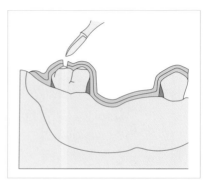

図11-3　ストッパーの設置
（関西北陸地区歯科技工士学校連絡協議会編：有床歯科技工　歯科技工学実習トレーニング．医歯薬出版，東京，2011.）

3）ブロックアウト（図11-1）

不要なアンダーカット部をワックスでブロックアウトする．

4）リリーフ

口蓋隆起やフラビーガムなどのほか，歯科医師による指示があった場合は，ワックスや絆創膏などを圧接してリリーフする．

5）スペーサーの設定（図11-2）

個人トレーと残存歯部や粘膜面との間に一定の厚みの印象材が入るようにスペーサーとしてパラフィンワックスなどを圧接する．

6）ストッパーの設定（図11-3）

個人トレーが正しく口腔内に保持されるように，残存歯の咬合面側のスペーサーを2〜3か所切り取る．

ストッパーを付与する場合，できるだけ支台歯は避ける．

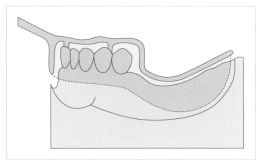

図11-4　トレーの辺縁調整
（関西北陸地区歯科技工士学校連絡協議会編：有床歯科技工
歯科技工学実習トレーニング．医歯薬出版，東京，2011．）

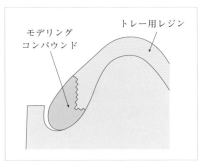

モデリング
コンパウンド

トレー用レジン

**図11-5　モデリングコンパウンドの
　　　　　付与**
（関西北陸地区歯科技工士学校連絡協議会編：
有床歯科技工　歯科技工学実習トレーニン
グ．医歯薬出版，東京，2011．）

7）トレー用常温重合レジンの圧接

　　　練和したトレー用常温重合レジンを3 mm程度の均等な厚さに伸ばし，
少量をストッパー部に圧接した後，模型上に2 mm程度の均一な厚さにな
るように圧接し，余剰部分を切り整える．

8）柄の設定

　　　残りのトレー用常温重合レジンでトレーの柄を取り付ける．このとき，
トレーの着脱方向と口唇の筋圧形成を妨げない方向，保持しやすい位置に
設定する．

9）トレー辺縁の調整（図11-4）

　　　タングステンカーバイドバーなどでトレー辺縁を修正し，ペーパーコー
ンで仕上げる．

10）モデリングコンパウンドの圧接（図11-5）

　　　筋圧形成が必要な部位はモデリングコンパウンドを軟化圧接して個人ト
レーを完成させる．

B　作業用模型

　　　精密印象から得られた模型は作業用模型とよばれ，部分床義歯を製作す
る基礎となる．作業用模型の製作では，以下のことに注意する．
　①　作業用模型の基底面が咬合平面と平行となるようにする．
　②　印象から作業用模型を撤去するとき，孤立歯や挺出している歯があ
　　　る場合は，破折しないように注意する．
　③　作業用模型は，設計からレジン重合まで多くのステップがあるため，
　　　硬度が高く破損しにくい材料を使用する．一般には硬質石膏や超硬
　　　質石膏が用いられる．
　④　作業用模型の基底面の厚さは約10 mm程度となるよう調整する．

1．製作法

1）印象採得後の印象確認

印象材が個人トレーから剝がれていないか，印象面が粗糙になっていないか，必要な部位に気泡が入っていないかなどを確認する．

2）石膏注入の前処置

印象面に付着した唾液や血液，あるいはその他の汚物などを水洗する．

3）ボクシング

印象辺縁部から約5 mm離れた位置にユーティリティワックスを付着する．下顎の口腔底部はパラフィンワックスで封鎖する．模型基底面の厚さが約10 mm以上となるようにボクシングワックスで箱枠をつくる．

4）石膏の練和，注入

所定の混水比で練和した石膏泥を注入する．このとき，気泡を巻き込まないように，バイブレーターで振動を与えながら1方向から少しずつ注入する．

5）個人トレーと印象材の撤去

石膏硬化後，ボクシングワックスを取り除き，印象から作業用模型を撤去する．残存歯の破折や模型表面の破損がないように注意する．

6）仕上げ

（1）基底面の仕上げ

模型の口蓋部および口腔底部の厚さが10 mmとなるように，また基底面が咬合平面と平行となるようにモデルトリマーで形成する．

（2）側面の仕上げ

基底面と垂直になるよう調整するが，歯肉頰移行部から2～3 mm外側の石膏を残し，辺縁部を保護するように注意する．

（3）後縁部の仕上げ

上顎ではハミュラーノッチより後方，下顎はレトロモラーパッドの後方まで設定する．

ボクシングとは印象の辺縁に沿ってワックスを用いて箱枠を形成することで，模型の基底面を所要の形と厚さにし，印象辺縁を保護して正確に模型を再現するために行う．

C オルタードキャスト法

[定義]

解剖学的印象で製作された作業用模型の顎堤部分のみを機能印象による模型に置き換える部分床義歯の印象法.

[目的]

解剖学的印象の残存歯部と機能印象の顎堤部分を組み合わせることにより，残存歯部と顎堤粘膜部分の被圧変位量の差を補償する.

[適応]

主に下顎遊離端義歯に適応される.

[手順]

① 解剖学的印象により得られた作業用模型上で金属床を製作する.
② 金属床の顎堤部分に咬合床を製作する.
③ 口腔内で咬合床付きの金属床と印象材を使用し，顎堤粘膜を機能印象する.
④ 解剖学的印象によりできた作業用模型の顎堤部分を切り離し，顎堤粘膜を機能印象した金属床をその作業用模型に戻す.
⑤ 辺縁部にユーティリティワックスを付着し，ボクシングワックスやパラフィンワックスなどで箱枠を形成する.
⑥ 機能印象された顎堤部分に石膏泥を注入し，作業用模型を製作する.

▶被圧変位量
歯や顎堤粘膜に対して，一定時間に一定の荷重を加えた場合における，単位面積あたりの位置の変化量

一問一答

部分床義歯の印象採得

問**1** 印象採得とは

答**1** 口腔内の必要な部位を口腔外に再現するため，その陰型を採得する操作

問**2** 部分床義歯とは

答**2** 部分的に歯を失った欠損部を補綴する可撤性補綴装置

問**3** 部分床義歯の印象採得の特徴は

答**3** 残存歯と顎堤粘膜の両方を対象とする

問**4** 部分床義歯の印象採得の一般的な考え方は

答**4** **残存歯**：正確な解剖学的印象
顎堤粘膜：機能印象

問**5** 咬合圧とは

答**5** 咬合時に上下顎対合歯により単位面積あたりに加えられる力

問**6** 歯根膜負担義歯とは

答**6** 咬合圧を主に歯根膜で支持する義歯

問**7** 歯根膜負担義歯の例をあげよ

答**7** 少数歯欠損の中間義歯

問**8** 粘膜負担義歯とは

答**8** 咬合圧を主に床下顎堤粘膜で支持する義歯

問**9** 粘膜負担義歯の例をあげよ

答**9** ①多数歯欠損の義歯
②レストの設置されていない義歯

問**10** 歯根膜粘膜負担義歯とは

答**10** 咬合圧を歯根膜と床下顎堤粘膜の両方で支持する義歯

問**11** 歯根膜粘膜負担義歯の例をあげよ

答**11** 少数歯欠損の遊離端義歯

問**12** 遊離端義歯とは

答**12** 部分的な欠損部の遠心に残存歯がない義歯

問**13** 遊離端義歯の特徴は

答**13** 床の遠心端が浮上・沈下し，支台歯に回転力をかけることがある

問 **14** 解剖学的印象とは

答 **14** 顎堤粘膜や顎付着筋などが静止した状態での印象採得

問 **15** 解剖学的印象によって得られる義歯の特徴は

答 **15** 非機能時の粘膜と密接に適合する義歯

問 **16** 機能印象とは

答 **16** 口腔が機能している状態での印象

解説 機能時の義歯床下粘膜に近い印象が得られる.

問 **17** 機能印象によって得られる義歯の特徴は

答 **17** 機能時の支持力が向上した義歯

問 **18** 概形印象とは

答 **18** 研究用模型を得るための歯および欠損部顎堤の概形の印象

問 **19** 精密印象とは

答 **19** 作業用模型を得るための最終印象

解説 義歯は作業用模型上で製作する.

A 個人トレー

問 **20** 既製トレーとは

答 **20** 商品として既にできあがっているトレー

解説 形態に合わせて修正し,概形印象などに用いられる.

問 **21** 個人トレーとは

答 **21** 個人の口腔内に合わせて製作したトレー

問 **22** 個人トレーの用途は

答 **22** 精密印象採得

問 **23** 個人トレー製作に一般的に使用される材料は

答 **23** トレー用常温重合レジン

問 **24** **答23**の材料で製作する際,個人トレーの厚みは

答 **24** 2 mm 程度

解説 変形や破損しない厚みが必要である.

問 **25** 個人トレーを用いる利点は

答 **25** ①印象材の厚さを所定の厚さにできるので，変形を最小限度にとどめられる
②筋圧形成を容易にし，機能時の辺縁の形態を再現しやすい
③トレーの柄などを調整でき，術者の印象採得が容易になる
④スペーサーの厚みを変えることで圧の調整（加圧または無圧など）ができる

問 **26** 筋圧形成とは

答 **26** 機能運動時の周囲組織に調和した義歯の床縁形態を得るために，筋運動をさせながら形成すること

問 **27** スペーサーとは

答 **27** 個人トレーの内面（印象材の厚さ）が一定の厚さになるように印象材のスペースを確保するもの

問 **28** 平行関係・着脱方向・ブロックアウトの範囲などを決定するためのラインの記入を何というか

答 **28** サベイング

問 **29** 可動粘膜と非可動粘膜の移行部に位置する丸みをもった溝の部分は

答 **29** 歯肉唇頬移行部

問 **30** 個人トレーを口腔内で正しい位置に保持させるため，トレー内面に付与される突起は

答 **30** ストッパー

問 **31** 個人トレー製作時にトレーの柄で考慮しなければいけないことは

答 **31** ①着脱方向
②口唇の筋圧形成を妨げないこと
③手指で保持しやすい位置

問 **32** モデリングコンパウンドとは

答 **32** 熱可塑性の非弾性印象材

B　作業用模型

問 **33** 研究用模型を得るための印象は

答 **33** 概形印象

問 **34**	研究用模型の目的は	答 **34**	①診査・診断，治療方針の決定・記録・説明 ②個人トレーの製作
問 **35**	作業用模型を得るための印象は	答 **35**	精密印象
問 **36**	作業用模型の目的は	答 **36**	模型上で実際の技工作業を行う
問 **37**	印象外周にワックスなどで箱枠をつくる操作は	答 **37**	ボクシング
問 **38**	答**37**の箱枠の設定位置は，印象辺縁に対してどのような関係か	答 **38**	約5mm下方
問 **39**	答**37**の目的は	答 **39**	①印象辺縁を明確に模型に表す ②作業用模型の基底面の厚みを確保する ③不要な部分に石膏が流れないようにする
問 **40**	口腔底部とは	答 **40**	舌と下顎骨内面の舌下粘膜部から構成されている部分
問 **41**	孤立歯とは	答 **41**	隣接歯が喪失して孤立した歯
問 **42**	挺出歯とは	答 **42**	本来の位置よりも突出した位置にある歯
問 **43**	作業用模型から個人トレーと印象材を撤去する際，破損の危険性がある場合に行うことは	答 **43**	個人トレーの分割や火炎による軟化により，トレーを除去してから印象材を除去する
問 **44**	作業用模型製作時，基底面はどの平面と平行に調整するか	答 **44**	咬合平面
問 **45**	作業用模型製作時，上顎の口蓋部，下顎の口腔底部の適切な厚さは	答 **45**	10mm程度

11

部分床義歯の印象採得に伴う技工操作

C オルタードキャスト法

問 **46** オルタードキャスト法とは

答 **46** 解剖学的印象による作業用模型で製作された金属床を用いて顎堤粘膜を機能印象し，解剖学的印象と機能印象を組み合わせた最終的な作業用模型を製作する方法

問 **47** オルタードキャスト法の目的は

答 **47** 残存歯部と顎堤粘膜部の被圧変位量の差を補償する

問 **48** 被圧変位量とは

答 **48** 歯や顎堤粘膜に対して，一定時間に一定の荷重を加えた場合における，単位面積あたりの位置の変化量

第12章

部分床義歯の咬合採得に伴う技工操作

📖 知識の整理と重要事項

上下顎の位置関係を決定する操作を咬合採得といい，咬合床を用いて行われる．

咬合床は基礎床と咬合堤で構成される．
基礎床：義歯床になる部分
咬合堤：人工歯が排列される部分

A 咬合床

1. 役 割

① 咬合平面を調整し，垂直的な下顎位を設定したのち，前後左右の水平的な下顎位を求めて咬頭嵌合位（中心咬合位）を決定する．
② 人工歯の排列基準や歯の欠損によって生じた顔貌の変化を口腔内で試適しながら修正する．

2. 製作法

1）基礎床の製作

部分床義歯の基礎床は，全部床義歯と比べ，口腔内での維持・安定が悪いため，対策としてクラスプの使用，外形線の延長などが行われる．全部床義歯の場合と対比的に把握する必要がある．

（1）サベイング

サベイヤーを用いて，咬合床の着脱方向を決定した後，残存歯と顎堤にサベイラインを描記する．

（2）外形線の記入

原則として完成義歯の床外形線に一致させるが，維持・安定のため通常より広く外形線を設定することが多い．また遊離端欠損では，上顎においては口蓋全面と欠損部を被覆し，下顎では舌側歯槽面と欠損部を覆う大きさとする．

（3）ブロックアウト，リリーフ

基礎床の着脱の妨げとなる残存歯や顎堤のアンダーカット部をブロックアウトし，歯科医師に指示された必要な箇所はリリーフする．

リリーフを行う部位については4章を参照

（4）トレー用常温重合レジンの圧接

作業用模型にレジン分離剤を薄く塗布したのち，練和したトレー用常温重合レジンを1.5 mm程度（パラフィンワックス1枚の厚さ）の均等な厚さに圧接し，余剰部分は切り取る．

（5）仕上げ

レジン硬化後，辺縁をタングステンカーバイドバーで修正し，ペーパーコーンで仕上げる．

2）咬合堤の製作

（1）咬合堤の形態

残存歯が参考となる場合は，それを基準に幅および高さを決定するが，欠損歯数が多く基準となる残存歯がない場合は，基本的に全部床義歯の咬合堤の形態となる．

全部床義歯の咬合堤の形態については4章を参照

① 咬合堤の幅

一般的には残存歯の頬舌径に合わせるが，参考となる残存歯がない場合は前歯部5 mm，小臼歯部7 mm，大臼歯部10 mmとする（p.28参照）．

② 咬合堤の高さ（図12-1）

前歯部：中切歯の切縁または犬歯の尖頭の高さとする．

臼歯部の中間欠損：隣接する歯の辺縁隆線の高さとする．

臼歯部の遊離端欠損：上顎はハミュラーノッチから5〜7 mmを基準に下顎の咬合関係を考慮する．下顎はレトロモラーパッドの高さの1/2とする．

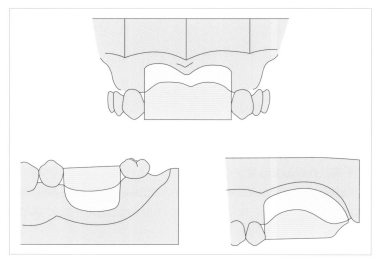

図12-1　咬合堤の高さ

（関西北陸地区歯科技工士学校連絡協議会編：有床歯科技工　歯科技工学実習トレーニング．医歯薬出版，東京，2011.）

③ 咬合の彎曲

　一般的に歯列の彎曲に合わせるが，対合歯があればその歯列形態も考慮する．

（2）咬合堤の製作

　　① 軟化したパラフィンワックスを角柱状に成形する．

　　② 基礎床に軟化したスティッキーワックスを置き，その上に角柱状の
　　　パラフィンワックス（咬合堤）を置いて固定する．

　　③ 基礎床と咬合堤の間にパラフィンワックスを流し入れ，咬合堤の形
　　　態を整える．

一問一答

A 咬合床

問**1** 咬合床とは

答**1** 失われた歯や顎堤に代わり，咬合採得に用いられるもの

問**2** 咬合床の構成要素は

答**2** ①基礎床
②咬合堤

問**3** 咬合床による咬合採得によって決定されるのは

答**3** 上下顎の上下，左右的な位置関係

問**4** 咬合採得の目的は

答**4** ①個々の患者に合う人工歯の排列基準の判断
②歯の欠損による顔貌変化の回復程度の予測

問**5** 基礎床とは

答**5** 粘膜面に直接接し，咬合堤を支える部分

問**6** 基礎床が具備すべき条件は

答**6** ①口腔内の温度で軟化変形しない
②咬合圧に耐える丈夫さを有する

問**7** 部分床義歯の基礎床を維持，安定させるために行う作業は

答**7** ①クラスプの使用
②外形線の延長

問**8** 基礎床の材料として一般的に用いられるのは

答**8** トレー用常温重合レジン

問**9** サベイングとは

答**9** 平行関係・着脱方向・ブロックアウトの範囲などを決定するためのラインを記入すること

問**10** 咬合床製作におけるサベイングの目的は

答**10** 着脱方向を考慮して残存歯と顎堤アンダーカット部のブロックアウトを行う

問**11** 原則的に基礎床の外形線と一致させるのは

答**11** 完成義歯の外形線

解説 ただし，中間欠損では近遠心的に1〜2歯延長，遊離端欠損では上顎は口蓋全面，下顎は残存歯舌側面などを広く覆うことで，安定をはかることがある．

第13章

部分床義歯の人工歯排列と歯肉形成

📖 知識の整理と重要事項

全部床義歯の人工歯排列と歯肉形成については5章を参照.

　部分床義歯の人工歯排列の原則は全部床義歯と同様であるが, 審美的にも機能的にも工夫を要する場合が多い.

A 人工歯の選択

　前歯部では審美性の回復をはかることが主たる目的であり, 形態および色調が人工歯選択で重要となる.
　一方, 臼歯部では咀嚼機能の回復が主たる目的であるので, 咬合面形態および人工歯の大きさに重点がおかれる.

1. 前歯部

　部分床義歯では残存歯があるため, それに適した色調や形態の人工歯を選択しなければならない. 特に, 少数歯欠損の場合は, 残存歯と調和のとれた人工歯を選択する. 人工歯の選択に参考となる歯がないときには, 全部床義歯に準じて決定される.

1) 形　態

　SPA要素（性別, 性格, 年齢）を考慮し, 残存歯と調和した自然な状態を再現するものを, モールドガイドにより選択する.

2) 大きさ

　欠損部位のスペースよりも, 残存歯との調和を考えた大きさのものをモールドガイドにより選択する.

3) 色　調

　年齢や残存歯の色調などを考慮し, シェードガイドにより色調を決定する. また加齢による変化（切縁・唇側面の摩耗, 歯冠色が黄色みを帯びるなど）なども考慮する.

2. 臼歯部

　臼歯部では歯の欠損によって損なわれた咀嚼機能の回復が重要であるので, 残存歯に調和した咬合面形態あるいは大きさの人工歯を選択する.

1）形　態

モールドガイドにより残存歯の形態に近いものを選択する．

2）大きさ

対合歯をも含めた残存歯に合った大きさ，咬頭傾斜のものを選択する．

3）色　調

シェードガイドにより残存歯や前歯部人工歯の色調に合ったものを選択する．

B 前歯部人工歯の排列

1. 前歯部人工歯排列の技工

前歯部では，審美性を考慮した排列が必要になる．

排列は以下の手順で行う．

① 咬合床の左右犬歯遠心間の距離の測定（人工歯の幅径を決定）

② 上唇線および下唇線と咬合堤切縁間の測定（人工歯の長径を決定）

③ 正中線を基準として左右中切歯から排列

（1）残存歯が多く存在している場合

人工歯排列のスペースに制限があるため削合を行うことが多いが，バランスを崩さないように削合することが重要である．

（2）残存歯が少ない場合

全部床義歯に準じた排列を行う．

2. 審美性の回復

1）人工歯の色調と形態

人工歯の幅や方向などに変化，工夫を加えて，残存歯と調和した自然な排列をする．

2）正中線

（1）上顎

義歯の正中線と顔の正中のずれが1〜2mm程度の範囲ならば，中切歯においてできるだけ左右対称に排列する（図13-1）．

（2）下顎

必ずしも正中線に一致しなくてよい（図13-2）．

3）歯軸傾斜

残存歯の傾斜角度がそれほど極端でないかぎり，その歯軸傾斜を基準として人工歯を排列する．

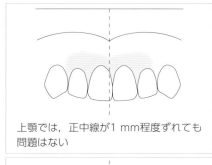

上顎では，正中線が1mm程度ずれても問題はない

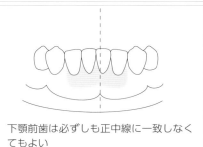

下顎前歯は必ずしも正中線に一致しなくてもよい

図13-1, 2　前歯部人工歯排列と正中線
（全国歯科技工士教育協議会編：最新歯科技工士教本　有床義歯技工学．医歯薬出版，東京，2017．）

4）前後的位置

立体観が得られ，残存歯との調和がはかれるように排列する．

5）上下的位置

残存歯との調和をはかり，特に切縁と歯頸線の上下的な位置はできるだけ残存歯に合わせる．

6）人工歯の修正

必要に応じて，人工歯の形態などを残存歯に合わせて修正する．

3．発音機能の回復

人工歯排列の位置は，構音障害に関しても大きな影響をもつので，発音の面も考慮しながら排列位置を決定する．具体的には，歯槽頂の2.5〜3mm前方に切縁が位置するように排列することで，発音しやすくする．

C 臼歯部人工歯の排列

1．臼歯部人工歯排列の技工

1）臼歯部人工歯排列の原則

部分床義歯では残存歯の状態により排列の方法が異なってくる．
原則として，以下の基準に従う．

（1）残存歯が多く咬合が安定している場合

残存歯の咬合および歯列に調和させる．

（2）残存歯が少なく咬合が不安定な場合

全部床義歯の排列に準じ，咬合様式を構築する．

2．対合歯，隣在歯，支台装置との関係

1）対合歯との関係

（1）対合歯が義歯の場合

原則的に全部床義歯の排列に準ずる．

（2）対合歯が天然歯の場合

歯槽頂線上に排列し，咬合力を歯槽頂に伝達させる．

（3）対合歯との間隙が少ない場合

破折が起こりやすい陶歯をさけ，レジン歯や金属歯の使用が望ましい．

2）隣在歯，支台装置との関係

人工歯排列時に支台装置の鉤脚部や鉤体部が障害となる場合は，人工歯と鉤脚部，鉤体部の間に咬合紙を介在させ，人工歯に印記された部分を削除する．

排列終了時の削合により，対合歯との正しい咬合関係を再現するために，あらかじめ咬合器の切歯指導釘を1mm挙上しておく．

D 歯肉形成

1. 目的と方法

1）歯肉形成の目的

　部分床義歯の歯肉形成は，審美的，機能的，衛生的形態への配慮のみならず，周囲組織に調和し，維持・安定の向上および辺縁封鎖の確立を目的とする.

（1）審美性

　審美性に影響を及ぼすのは前歯部および小臼歯部の唇頬側であり，SPA要素を考慮し周囲組織に調和した形成を行う.

（2）機能性

　歯肉形成面に加わる機能圧によって義歯が維持・安定するような形成が大切である. また，上顎前歯舌側のS字状隆起の形状，下顎舌側の舌房の広さは発音に影響を及ぼす.

（3）衛生面

　鋭利な形成を避け，デンチャープラークの付着しにくい滑沢な面に仕上げることが重要である.

2）歯肉形成の方法

（1）唇頬側の形成

① 前歯歯頸部は唇側面に対して60°，臼歯歯頸部は頬側面に対して45°に削除する.

② 歯冠乳頭部は食物残渣が停滞しないよう，人工歯の接触点までワックスを盛り上げる.

③ 歯根部は自然な豊隆になるよう，歯根と歯根の間をV字状に形成するが，極端な凹凸は与えないようにする.

（2）舌側の形成

　舌側では審美性よりも機能性・衛生面を考慮する.

（3）床縁の形態（図13-3，4）

① 歯根膜負担の場合

　中間欠損の場合，支台装置を介して咬合圧を支台歯で負担するので，面積をできるだけ小さくし，辺縁形態の断面はなるべく薄く移行させる

② 粘膜負担の場合

　遊離端欠損の場合，義歯床を介して咬合圧を顎堤粘膜で負担するので，床面積は大きくして，断面形態はコルベン状とする.

③ 前歯部の辺縁形態

　歯槽部のアンダーカット，審美性の要求度と口唇の豊隆度，義歯の安定度などによって，コルベン状，自然移行型，無床型などを使い分ける.

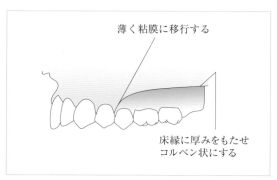

図13-3　床縁の形態
（全国歯科技工士教育協議会編：最新歯科技工士教本　有床義歯
技工学. 医歯薬出版, 東京, 2017.）

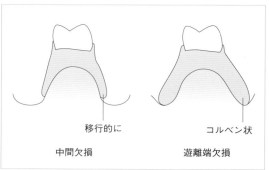

図13-4　欠損状態による床縁形態
（全国歯科技工士教育協議会編：最新歯科技工士教本　有床義歯
技工学. 医歯薬出版, 東京, 2017.）

④ 残存歯部の辺縁形態

　義歯床の辺縁は上顎では歯肉縁から約 6 mm 以上，下顎では約 3 mm 以上離して設定する．残存歯に接触させる場合は，前歯部では舌側の基底結節を覆い，臼歯部ではサベイラインよりやや上方に設定する．それぞれ歯肉縁付近の床内面はアンダーカットの有無にかかわらずリリーフする．

歯肉縁部は遊離歯肉であるため，リリーフが必要である．

一問一答

A 人工歯の選択

問**1** 少数歯欠損における人工歯選択の基準は

答**1** 残存歯

問**2** 多数歯欠損における人工歯選択の基準は

答**2** 全部床義歯の場合に準じる

> [解説] 全部床義歯の人工歯選択基準，排列基準については，p.36〜40を参照

問**3** 前歯部の人工歯選択で最も重視するのは

答**3** 審美性

問**4** 臼歯部の人工歯選択で最も重視するのは

答**4** 咀嚼機能

B 前歯部人工歯の排列

問**5** 正中線と一致しなくてもよいのは上下顎どちらか

答**5** 下顎

問**6** 人工歯の色調決定の基準は

答**6** 残存歯

問**7** 左右側切歯の大きさの不均等の許容範囲は

答**7** 1 mm 以下

C 臼歯部人工歯の排列

問**8** 臼歯部排列時の切歯指導釘の挙上量は

答**8** 1 mm

問**9** 対合歯との間隙が少ない場合に用いる人工歯は

答**9** レジン歯，硬質レジン歯，金属歯

> [解説] 陶歯は破折の危険性が高いので避ける．

問**10** 対合歯が天然歯の場合の注意事項は

答**10** 歯槽頂線上に排列し，咬合力を歯槽頂に伝達させる

問**11** 鉤脚部が障害となる場合の対応は

答**11** 介在させた咬合紙で印記された人工歯基底面を削除する

問**12** 鉤体部が障害となる場合の対応は

答**12** 介在させた咬合紙で印記された人工歯部を削除する

D 歯肉形成

問 **13**	歯肉形成において重視するのは	答 **13**	①審美性 ②機能性 ③衛生面
問 **14**	前歯部歯肉縁の形成で，唇側面に対しての角度は	答 **14**	約60°
問 **15**	臼歯部歯肉縁の形成で，頰側面に対しての角度は	答 **15**	約45°
問 **16**	歯根と歯根の間の歯肉形成は	答 **16**	Ｖ字状
問 **17**	残存歯部に移行する床縁の部分は	答 **17**	自然観を損なわないようする
問 **18**	残存歯が少ない症例での床縁は	答 **18**	コルベン状の断面形態
問 **19**	舌側の歯頸線の位置の参考にするのは	答 **19**	残存歯歯頸線
問 **20**	中間欠損部の唇側床縁は	答 **20**	薄くして移行形態
問 **21**	遊離端欠損部の床縁は	答 **21**	コルベン状の断面形態

第14章 部分床義歯のろう義歯の埋没とレジン重合

知識の整理と重要事項

部分床義歯における埋没およびレジン重合は，基本的には全部床義歯と同じであるが，支台装置や連結子を備えているので，症例により最も適した埋没法を選択しなければならない．

> 義歯床用レジンの一般的性質，組成については「歯科理工学」を参照．

A 埋 没

1．前準備

1）作業用模型への前準備

① 咬合器から作業用模型を分離する．

② 作業用模型をトリミングしフラスク内面との距離を5mm以上とする．

③ フラスク上部とのスペースを十分確保する

2）クラスプへの前準備（図14-1，2）

① 残存歯およびクラスプが装着された支台歯をフラスク下部に残す方法

→前処置として鉤腕の位置まで残存歯を削除する場合がある．

② 残存歯およびクラスプをフラスク上部にとる方法

→支台歯の歯頸部2/3までV字切痕を入れる．

> スプリットキャスト法の場合はトリミングを行わずアルミホイールを張り付け，取り出しの際に作業用模型を破損しないよう注意する．

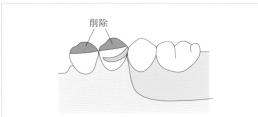

残存歯およびクラスプをフラスク下部に埋没する場合，前処置として鉤腕の位置まで残存歯を削除する場合がある

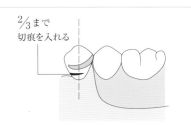

残存歯およびクラスプをフラスク上部に取る場合，支台歯の歯頸部2/3までV字切痕を入れる

図14-1，2　埋没前のクラスプへの前準備

（全国歯科技工士教育協議会編：最新歯科技工士教本　有床義歯技工学．医歯薬出版，東京．2017．より）

表14-1 加熱重合レジンの埋没法

名称	アメリカ式	フランス式	アメリカ・フランス併用式
埋没方法	<フラスク上部> 人工歯，支台装置，連結子 <フラスク下部> 作業用模型	<フラスク上部> なし <フラスク下部> 人工歯，支台装置，連結子，作業用模型	<フラスク上部> 人工歯 <フラスク下部> 支台装置，連結子，作業用模型
応用義歯	全部床義歯	少数歯義歯	部分床義歯
利点	支台装置や連結子と人工歯の位置関係はくるわない．	適合性が最もよい．	支台装置や連結子と作業用模型の位置関係はくるわない．
欠点	バリができやすく咬合高径が高くなる． 作業用模型との位置関係がくるいやすい．	レジン塡入が困難． 分離剤の塗布が困難．	作業用模型と人工歯の位置関係がくるいやすい． 咬合高径が高くなる可能性がある．
その他	支台歯や残存歯にV字切痕を入れる．		

（表中の図は，全国歯科技工士教育協議会編：最新歯科技工士教本 有床歯科技工学. 医歯薬出版，東京，2017. より）

3）バーへの前準備
① フラスク下部にバーをとる方法
→一次埋没石膏にてバーを被覆する．
② フラスク上部にバーをとる方法
→二次埋没もしくは三次埋没石膏にてバー周囲を固定できるよう，作業用模型を削除する．

2. 種類と方法

1）加熱重合法の埋没の種類と特徴（表14-1）
埋没には3種類の方法（アメリカ式，フランス式，アメリカ・フランス併用式）があり，それぞれ長所と短所がある．

表14-2　流し込みレジン重合法の種類

寒天埋没法	石膏コア法	シリコーンコア法
①専用のフラスコを使用する. ②製作方法が煩雑である. ③寒天の溶解や硬化などで, 操作時間が長い.	①作業用模型上で操作できる. ②製作方法が容易である. ③操作時間が短い.	①作業用模型上で操作できる. ②製作方法が容易である. ③操作時間が短い.

2) 流し込みレジン重合法の埋没の種類と特徴 （表14-2）

　　流し込みレジン重合法とは, 義歯にスプルーとベントを付与し, スプルーから常温重合レジンを流し込んで加圧重合器内で加圧重合させる方法である.

B　義歯床レジンの重合

1.　流ろう

　　埋没完了後, フラスクを分割し義歯床のワックスを完全に除去する操作である.
　　① 60〜70℃の温水中に7〜8分浸漬して軟化したワックスおよび基礎床を除去する.
　　② 100℃の熱湯にて油脂などを完全に取り除き, 分離剤のなじみを良好にする.
　　③ 石膏の鋭縁部を彫刻刀などで除去し, 石膏片はきれいに取り除く.
　　④ 分離剤を塗布する.

2.　重合法

1) 加熱重合レジンの重合

　　加熱重合法は湿式重合（温水重合）による2ステップ法が一般的であり65〜70℃で60〜90分間係留した後, 100℃で30〜60分係留して重合を完了する.

2) 流し込みレジン重合法

　　常温重合レジンの液と粉末を混和しスラリー状レジンをスプルーから注入し5分間放置後, 加圧重合器にて30分間加圧重合を行う.

常温でも重合するが, 55℃前後で加熱することにより残留モノマーを減少させることができる.

一問一答

A 埋没

問1 部分床義歯の埋没の前準備とは

答1 ①作業用模型への前準備
②クラスプへの前準備
③バーへの前準備

問2 加熱重合法の3種類の埋没方法は

答2 ①アメリカ式
②フランス式
③アメリカ・フランス併用式

問3 アメリカ式の応用義歯は

答3 全部床義歯

問4 アメリカ・フランス併用式の応用義歯は

答4 部分床義歯

問5 人工歯，支台装置，連結子，作業用模型をフラスク下部に埋没する方法は

答5 フランス式

問6 咬合高径が高くなる可能性があるのは

答6 ①アメリカ式
②アメリカ・フランス併用式

問7 人工歯をフラスク上部に，支台装置，連結子，作業用模型をフラスク下部に埋没する方法は

答7 アメリカ・フランス併用式

問8 答7の利点は

答8 支台装置や連結子と作業用模型の位置関係がくるわない

問9 流し込みレジン重合法の埋没の3つの方法は

答9 ①寒天埋没法
②石膏コア法
③シリコーンコア法

問10 答9のうち，専用のフラスクが必要なのは

答10 寒天埋没法

問11 答9のうち，作業時間が長いのは

答11 寒天埋没法

問12 石膏コア法の特徴は

答12 ①作業用模型上で操作できる
②製作方法が容易である
③操作時間が短い

B 義歯床レジンの重合

問 13 流ろう時の温水の温度は

問 14 最も一般的に用いられている加熱重合法は

問 15 流し込みレジン重合法に用いるレジンは

答 13 60〜70℃

答 14 湿式重合法

答 15 常温重合レジン

第**15**章 義歯装着後の変化と対応

📖 知識の整理と重要事項

A リラインとリベース

> リライン, リベースともに, 人工歯は現在使用中のものを使用する.

1. 目 的

リライン, リベースはともに, 顎堤吸収などにより義歯が不適合となったとき, その義歯をもう一度顎堤粘膜に適合させる方法である(表15-1).

表15-1 リラインとリベース

	リライン	リベース
交換部位	義歯床粘膜面のみを新しい義歯床用材料に置き換え, 顎堤粘膜との再適合をはかる.	人工歯以外すべてを新しい義歯床用材料に置き換え, 顎堤粘膜との再適合をはかる.
特徴	直接法と間接法がある. 臨床では直接法が主に行われている.	臨床での頻度は少ない.

(表中の図は, 全国歯科技工士教育協議会編:最新歯科技工士教本 有床義歯技工学. 医歯薬出版, 東京, 2017. より)

2. 方 法

1) リライン

リラインには直接法と間接法がある.

(1) 直接法

歯科医師が患者の口腔内で直接行う方法である.

[使用材料] 常温重合レジン, 光重合レジン

[作業手順]

① 義歯床粘膜面, 床縁の研磨面の一部を削除する.

② リライン用接着材を塗布する.

③ リライン材を義歯床内面に流し込み, 口腔内で床縁形成を行う.

④ 形態修正および研磨を行う.

（2）間接法

現在使用中の義歯をトレーとして使用し，顎堤粘膜の機能印象を採得して行う方法．フラスクに埋没する方法としない方法がある．

■フラスクに埋没する方法

[特徴]

長所	短所
滑沢である 強度がある 残留モノマーによる刺激が少ない 強固に接着する 剥離が起こりにくい	義歯を預かる時間が長い 支台装置・連結子が変形するおそれがある 咬合高径が高くなりやすい 65℃以上の加熱で義歯床が変形するおそれがある 加熱により義歯全体が変形をきたすことがある

[使用材料] 加熱重合レジン，常温重合レジン（流し込みレジン）

[作業手順]

① 義歯を使用して機能印象を行う

② 作業用模型を製作し咬合器に装着

③ 余剰な印象材を取り除きワックスで修正する

④ 義歯と一体になった作業用模型を埋没する

⑤ フラスクの分割

⑥ 印象材およびワックスの除去

⑦ レジン重合

⑧ 咬合器に再装着し咬合調整および研磨をする

> 常温重合レジンの場合は石膏コア法により埋没し，④〜⑦は以下のようになる．
> ④スプルー線およびベントを植立し石膏コアを製作
> ⑤石膏コアの分割
> ⑥印象材・ワックスの除去
> ⑦加圧釜の温水中でレジン重合

■フラスクに埋没しない方法

[特徴]

長所	短所
作業時間を短縮できる 義歯を預かる時間が短い 適合がよい 不適合の程度に関係なく応用できる アンダーカットが存在しても応用できる	強度が劣る 患者から義歯を預かる

[使用材料] 常温重合レジン

[作業手順]

① 義歯を使用して機能印象を行い，作業用模型を製作し咬合器に装着する．

② 作業用模型をリライニングジグに装着する．

③ 義歯を作業用模型から外す．

④ 印象材を除去し新鮮面を出す．

⑤ 分離剤およびモノマーを塗布する．

⑥ 作業用模型を戻し常温重合レジンを流す．

> 常温重合レジンのほか，光重合レジンを用いることもある．

> ▶リライニングジグ
> 作業用模型と人工歯の位置関係および咬合関係を保持し，印象材部分を義歯床用材料に置き換えるための道具

⑦ リライニングジグのまま加圧釜の温水中で重合を行う.

⑧ 研磨をする.

2) リベース

[使用材料] 加熱重合レジン

[特徴]

長所	短所
使い慣れた咬合関係を維持できる 新義歯製作より安価である	義歯を患者から預かる

※陶歯の使用頻度が少なくなったことや，複雑な技工操作に費やす時間を考慮すると，新義歯を製作する場合が多い.

[適応]

① リラインでは回復できない程度の床の形態不良と不適合を伴う義歯

② リラインでは上顎義歯の口蓋部分が厚くなり，異物感や発音障害が生じる場合

③ 破折の修理を繰り返し，義歯自体の強度が不足している場合

[作業手順]

① 義歯を使用した印象で作業用模型を製作する

② 作業用模型をリライニングジグに装着する

③ 義歯人工歯の石膏コアを採得する

④ 作業用模型から義歯を外す

⑤ 人工歯だけを石膏コアに固定する

⑥ 作業用模型をリライニングジグに固定する

⑦ 歯肉形成

⑧ 埋没，重合，研磨

B 修 理

1. 破折・破損の原因

床義歯の破折・破損には，以下のような種類がある.

- 床の破損
- 人工歯の破折・破損・脱離
- 支台装置および連結子の破損

いずれもその修正にあたっては，破折・破損した部位をよく確認し，原因を明確にしてから行うことが重要である．原因を放置したままの修理では，再び同じ破損が起こることが多い.

1）義歯床および人工歯の破折・破損の原因

① 義歯床の不適合
② 義歯床用レジンの疲労
③ 技工作業の不備
- リリーフ不足
- 床の厚さの不足
- レジン内の気泡の存在
- 不適切な鉤脚の走行
- 不適切な補強線の位置
④ 咬耗・摩耗による人工歯咬合面の菲薄化
⑤ 不適切な咬合による人工歯への早期接触や衝撃
⑥ 取り扱いの不注意

2）人工歯の脱離の原因

① 義歯の咬合の不調和（局所的な応力集中による疲労）
② 技工作業の不備
- 人工歯と義歯床の結合不備
- レジン内の気泡の存在
③ 取り扱いの不注意

3）支台装置の破損の原因

① 技工作業の不備
- 支台装置の形態不良
- 鋳造の誤り
- 線鉤屈曲時の傷
- 線鉤屈曲時の曲げ戻し
② レストシートの形成不備
③ 取り扱いの不注意

2. 義歯破折・破損のメカニズム

装着時の義歯の機能が長期間維持される場合は少なく，時間の経過とともに変化する（図15-1）.

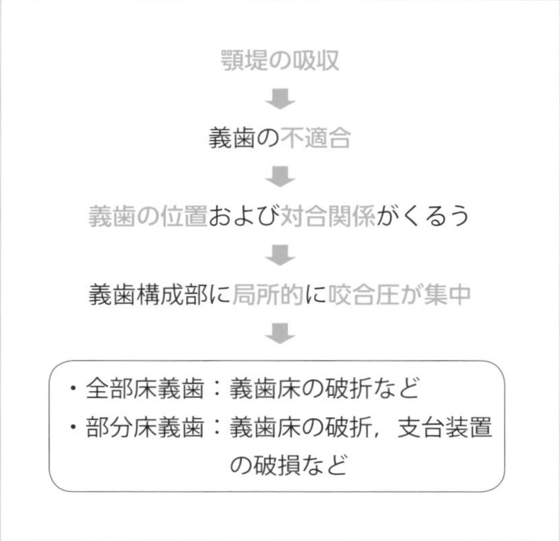

顎堤の吸収
⬇
義歯の不適合
⬇
義歯の位置および対合関係がくるう
⬇
義歯構成部に局所的に咬合圧が集中
⬇
・全部床義歯：義歯床の破折など
・部分床義歯：義歯床の破折，支台装置の破損など

図15-1　義歯破折・破損のメカニズム
（全国歯科技工士教育協議会編：最新歯科技工士教本　有床義歯技工学. 医歯薬出版，東京，2017）

3. 修理の方法

1) 義歯床の修理

義歯床の種類によって修理法が異なる（表15-2）.

2) 人工歯の修理

[使用材料] 常温重合レジン，コンポジットレジン

[修理方法] 硬質レジン歯新鮮面に，サンドブラスト処理およびモノマー塗布を行い，コンポジットレジンを築盛し研磨する.

[脱離頻度] レジン歯 ＜ 硬質レジン歯 ＜ 陶歯

3) 支台装置の修理

[破折個所] 鉤腕やレスト

[修理方法] 新たに製作した支台装置と交換する.

[作業手順]

① 義歯を含んだ作業用模型の製作

② 破損した支台装置の撤去

③ 新しい支台装置の製作

④ 支台装置を常温重合レジンにより義歯床用レジンと接着させ，研磨する.

人工歯の脱離頻度は人工歯と床用レジンとの接着性によって異なる．陶歯は床用レジンと化学的に接着しないため，脱離頻度が高い.

表15-2 **義歯床の修理法**

	主な破折部位	修理法	特徴
レジン床義歯	正中部，支台装置脚部	加熱重合レジン法	ひずみが生じやすい
		常温重合レジン法 （筆積み法，流し込み法）	強度が低い 簡便にできる
金属床義歯	金属部	ろう付け法	技工作業が煩雑
		レーザー溶接法	特殊な装置が必要

一問一答

A リラインとリベース

問**1** リラインとリベースの目的は

答**1** 顎堤の吸収などにより，義歯が不適合となったとき，義歯をもう一度顎堤粘膜に適合させる

問**2** リラインで交換する部位は

答**2** 義歯床粘膜面

問**3** リベースで交換する部位は

答**3** 人工歯以外すべて

問**4** リラインの方法は

答**4** ①直接法
②間接法

問**5** 作業用模型と人工歯の位置関係および咬合関係を保持し，印象材部分を義歯床材料に置き換えるための道具は

答**5** リライニングジグ

問**6** リラインの間接法（フラスクを使用する方法）の手順は

答**6** ①義歯を使用して機能印象を行う
②作業用模型を製作し咬合器に装着する
③余剰な印象材を取り除きワックスで修正する
④義歯と一体になった作業用模型を埋没する
⑤フラスクの分割
⑥印象材およびワックスの除去
⑦レジン重合
⑧咬合器に装着し咬合調整および研磨をする

問**7** リラインを間接法（フラスクを使用する方法）で製作する際，加熱重合レジンの重合温度が何℃以上だと義歯床変形のおそれがあるか．

答**7** 65℃

問**8** リライン間接法のフラスクを使用する方法とフラスクを使用しない方法で，十分なレジン強度が得られるのはどちらか．

答**8** フラスクを使用する方法

問**9**　義歯床および人工歯の破折・破損の原因は

答**9**　①義歯床の不適合

②義歯床用レジンの疲労

③技工作業の不備

④咬耗・摩耗による人工歯咬合面の菲薄化

⑤不適切な咬合による人工歯への早期接触や衝撃

⑥取り扱いの不注意

問**10**　答**9**のうち，主に長期間使用後に破折・破損が起こるのは

答**10**　①，②，④

解説　生体の変化（顎堤吸収など）による義歯床の不適合や，義歯自体の経年変化によるもの（レジンの疲労，人工歯の咬耗・摩耗）による破折・破損は，主に長期間使用後に起こる．一方，義歯製作時の技工作業の不備による破折・破損は，装着後早期に起こることが多い．

問**11**　人工歯の脱離の原因は

答**11**　①義歯の咬合の不調和

②技工作業の不備

③取り扱いの不注意

問**12**　支台装置の破損の原因は

答**12**　①技工作業の不備

②レストシートの形成不備

③取り扱いの不注意

問**13**　下図の破折義歯の修理を簡便に行う方法は

答**13**　常温重合レジン筆積み法

解説　修理は急を要する．常温重合レジン筆積み法は，作業工程が少なく短時間で完了できる方法である．

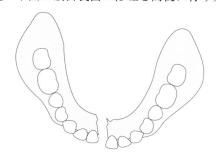

第16章 その他の義歯

知識の整理と重要事項

A オーバーデンチャー

歯根あるいはインプラントを義歯床で被覆する可撤性義歯をオーバーデンチャーという.

1. 目的と意義

1）目　的

歯冠部を切除した歯根に根面板や根面アタッチメントを支台装置として適用し，義歯の維持・安定をはかる（図16-1）.

2）意　義

① 歯根を修復利用し，抜歯を回避できる.

② 歯冠歯根比を改善することで，残存歯の負担を軽減できる.

③ 歯根膜を活用して咀嚼ができる.

④ 残根により顎堤吸収を抑制できる.

⑤ 義歯の安定を獲得できる.

⑥ 抜歯後，移行義歯として適用しやすい.

⑦ 即時義歯に応用できる.

⑧ 咬合平面を調節しやすいため，咬合平衡を得やすい.

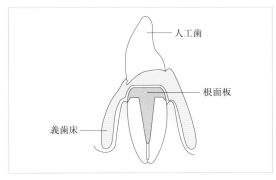

図16-1　オーバーデンチャーの構造
（全国歯科技工士教育協議会編：最新歯科技工士教本　有床義歯技工学. 医歯薬出版，東京，2017.）

3）問題点

① 義歯の破折を誘発しやすい.

▶惹起

事件や問題を引き起
こすこと.

② 自浄性に劣るため, 炎症や腫脹を惹起しやすい.

③ 二次齲蝕に罹患しやすい.

④ バーアタッチメントは歯肉増殖を発現しやすい.

2. 支台装置

1）オーバーデンチャーに用いられる支台装置

① コーピング（根面板）

② 根面アタッチメント

- 磁性アタッチメント

- OPアンカーアタッメント

③ バーアタッチメント：支台と支台をバーで連結したもの

2）インプラントオーバーデンチャー

インプラントを支台としたもの

B 金属床義歯

主要な構成要素の一部あるいは全部を金属フレームワークにより製作された義歯である.

1. 利点と欠点

1）利 点

① 構造が強靭で, 破折, 破損, 変形, たわみが少ない.

② 設計の自由度が大きく, 合理的な設計ができる.

③ 支台装置, 連結子および義歯床相互を連結することができる.

④ レジン床義歯より適合が良好である.

⑤ 熱の伝導性が良好なため, 義歯床下粘膜による温度感覚を遮断することが少ない.

⑥ 吸水性がなく衛生的である.

⑦ 義歯床を薄く小さくできるため, 異物感が少ない.

⑧ 金属で製作されているため, 化学的に安定している.

2）欠 点

① レジンと比較して, 修理や補修が困難である.

② リラインや粘膜調整がしにくい.

③ 製作工程が多く, 煩雑である.

④ 重量が増加する（チタン合金以外）.

⑤ 高価である.

2. 種　類

1) 金属フレームワークの材料

① **コバルトクロム合金**：弾性係数が大きいため，硬くたわみにくい．最も一般的に使用されている．

② **チタン，チタン合金**：生体親和性に優れ，軽量で耐食性も良好である．酸化しやすく，特別な鋳造機が必要である．

③ **金合金（白金加金）**：加工性や鋳造性に優れ，適切な適合性や維持力を付与しやすい．比重が大きい．

2) 顎堤部フレームワークの構造による分類（図16-2）

① **全面金属型**：粘膜面の調整やリラインが困難であり，現在ほとんど製作されない．

② **一部レジン型**：小型の中間欠損型義歯で，粘膜面の調整が必要ない症例に適用される．

③ **一部金属型**：顎堤粘膜が吸収変化しそうな部位の粘膜面をレジンで製作する．上顎全部床義歯口蓋部に適用される．

④ **全面レジン型**（スケルトンタイプ）：粘膜面の調整やリラインが容易である．遊離端欠損や少数歯残存症例などの調整頻度の高い症例に適用される．

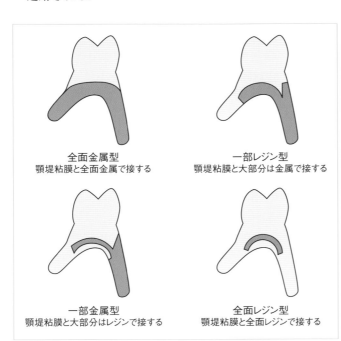

全面金属型
顎堤粘膜と全面金属で接する

一部レジン型
顎堤粘膜と大部分は金属で接する

一部金属型
顎堤粘膜と大部分はレジンで接する

全面レジン型
顎堤粘膜と全面レジンで接する

図16-2　欠損部顎堤に接する金属フレームワーク構造

（全国歯科技工士教育協議会編：最新歯科技工士教本　有床義歯技工学. 医歯薬出版，東京，2017）

3) 製作法による分類

① **鋳造床**：現在，ほとんどすべての金属口蓋床は鋳造床である.

② **圧印床**：チタン合金などの圧印金属を用いて，プレス加工により製作する．現在，臨床ではほとんど使用されていない.

3. 製作手順

① **模型と設計**：作業用模型上でサベイング，設計，ブロックアウト，リリーフ，ビーディングなどの作業，ティッシュストップ，フィニッシュラインの形成などを行う.

●**ビーディング**

上顎大連結子の辺縁部に小さな凸部を付与する作業．作業用模型上で0.3〜0.5mmの溝を形成してフレームワークを製作する.

[目的]

- 辺縁封鎖の向上
- 食物残渣の侵入防止
- 舌感の向上

●**ティッシュストップ**

フレームワーク維持格子に付与されるストッパー

[目的]

レジン塡入時のフレームワークの変形や沈下を防止する.

●**フィニッシュライン**

レジンと金属の境界線

- 研磨面側 ➡ 外側フィニッシュライン
- 粘膜面側 ➡ 内側フィニッシュライン

[目的]

金属部に段差を付与して，レジンに一定の厚みをもたせて接合することにより，レジンの剥離や破折を防止する.

[注意点]

強度を確保するため，内外側フィニッシュラインは1mm以上ずらす.

---

② **複印象**：シリコーンゴム印象材または寒天印象材を使用する.

③ **耐火模型の製作**：リン酸塩系埋没材を使用し，硬化乾燥後に表面処理を行う.

④ **ワックスアップ**：既製パターン，レジンパターン，スチロール樹脂などを使用する.

⑤ **スプルー植立**：インバーテッドスプルー，トップスプルー，ポステリアスプルーなどの方法がある.

⑥ **埋没**：リン酸塩系埋没材を使用し，リングレスの鋳型を製作する.

⑦ **焼却・鋳造**：昇温スケジュールに注意し，高周波鋳造機などで鋳造す

る．鋳造後は鋳型を放冷する．

⑧ **研磨**：以下の順に研磨を行う．

　　鋳造体の割り出し

　→サンドブラスト：強固に焼きついている埋没材および酸化膜の除去

　→スプルーカット

　→形態修正：カーボランダムポイントを用いて，バリの除去や形態を整える

　→サンドブラスト：研磨くずや手指の油分を除去

　→電解研磨

　→適合

　→中研磨

　→最終仕上げ研磨

⑨ **模型上での確認，試適**：作業用模型上および口腔内でフレームワークの適合，咬合，維持力を確認する．

⑩ **完成**：通法に従い，人工歯排列，歯肉形成，埋没，レジン填入，重合，取り出し，研磨を行い，完成させる．

C　ノンメタルクラスプデンチャー

　　ノンメタルクラスプデンチャーとは，義歯の維持部に義歯床用樹脂を用いて製作したものである．

1. 種類と適応症

1）樹脂のみのノンメタルクラスプデンチャー

　　金属を使用せず，樹脂のみで製作される．強度に劣るため適応範囲は限定される．

　[適応症]

　① 暫間義歯

　② スペア用義歯

　③ 金属アレルギー症例

　④ 前歯部少数歯欠損症例

　⑤ 咬合支持のある少数歯欠損症例

　⑥ エピテーゼ

　⑦ 義歯に機能力の負担がかからない症例

　⑧ 審美性を最優先させざるを得ない症例

　⑨ 支台歯の切削に同意が得られない症例

2）金属構成要素を含むノンメタルクラスプデンチャー

　　ノンメタルクラスプデンチャーの一部に金属のフレームワークやレスト

を用いて製作される.

[適応症]

広い範囲で適応可能

2. 使用樹脂

熱可塑性樹脂が使用される.

[熱可塑性樹脂の種類]

① ポリアミド系（ナイロン樹脂）

② ポリエステル系

③ ポリカーボネート系

④ アクリル系

⑤ ポリプロピレン系

3. 利点と欠点

1）利　点

① 審美性に優れる.

② 装着感は良好とされている.

③ 金属アレルギーの心配がない.

2）欠　点

① 材料が着色・劣化しやすい.

② 研磨が困難である.

③ 維持部が破折しやすい.

④ 維持部の維持力調整や修理が困難である.

⑤ 支台歯の辺縁歯肉が非衛生的環境になる.

4. 製作手順

① 模型の製作と設計

② 複模型の製作

③ ろう義歯の製作

④ スプルー線の植立と埋没

⑤ 射出成形

⑥ 取り出し，形態修正，研磨

一問一答

A オーバーデンチャー

問**1** オーバーデンチャーとはどのような義歯床か

答**1** 歯根あるいはインプラントを被覆する可撤性義歯

問**2** オーバーデンチャーの他の義歯との大きな違いは

答**2** 歯根を残存させる

問**3** オーバーデンチャーの目的は

答**3** 歯冠部を切除した歯根に，根面板や根面アタッチメントを支台装置として適用し，義歯の維持・安定をはかる

問**4** オーバーデンチャーの意義は

答**4** ① 歯根 を修復利用し， 抜歯 を回避できる
② 歯冠歯根比 を改善することで， 残存歯の負担を軽減 できる
③ 歯根膜 を活用して 咀嚼 ができる
④ 残根 により 顎堤吸収 を抑制できる
⑤ 義歯の安定 を獲得できる
⑥ 抜歯 後， 移行義歯 として適用しやすい
⑦ 即時義歯 に応用できる
⑧ 咬合平面を調節 しやすいため， 咬合平衡 を得やすい

問 **6** レジン床義歯と比較した金属床義歯の利点は

答 **6** ① 構造が強靭 で，破折，破損，変形，たわみ が少ない
② 設計の自由度 が大きく，合理的な設計 ができる
③ 支台装置，連結子および義歯床相互 を 連結 することができる
④ 適合 が良好である
⑤ 熱の伝導性 が良好なため，義歯床下粘膜の温度感覚 を遮断することが少ない
⑥ 吸水性 がなく 衛生的 である
⑦ 義歯床を 薄く小さく できるため，異物感 が少ない
⑧ 化学的 に安定している

問 **7** レジン床義歯と比較した金属床義歯の欠点は

答 **7** ①修理や補修が困難である
②リラインや粘膜調整がしにくい
③製作工程が多く，煩雑である
④重量が増加する
⑤高価である

問 **8** 金属床の材料として最も一般的に使用される合金は

答 **8** コバルトクロム合金

問 **9** 顎堤部フレームワークの構造で，遊離端欠損や少数歯残存症例に適用されるのは

答 **9** 全面レジン型

問 **10** カーボランダムポイントによる研磨の次に行うのは

答 **10** 電解研磨

問 **11** ブロックアウトを行うのは作業用模型上か耐火模型上か

答 **11** 作業用模型

問 **12** ワックスアップを行うのは作業用模型上か耐火模型上か

答 **12** 耐火模型（複模型）

問 **13** 複印象に用いる印象材は

答 **13** ①シリコーンゴム印象材
②寒天印象材

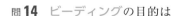

問**14** ビーディングの目的は

答**14** ①義歯床の辺縁封鎖
②食物残渣の侵入防止
③舌感の向上

問**15** フレームワークに付与するフィニッシュラインの目的は

答**15** レジンに一定の厚みをもたせて，剝離や破折を防止する

C ノンメタルクラスプデンチャー

問**16** ノンメタルクラスプデンチャーの材料は

答**16** 熱可塑性樹脂

> **解説** 熱可塑性樹脂には，ポリアミド系樹脂，ポリエステル系樹脂，ポリカーボネート系樹脂，アクリル系樹脂，ポリプロピレン系樹脂などの種類がある．

問**17** ノンメタルクラスプデンチャーの利点は

答**17** ①審美性に優れる
②装着感は良好とされている
③金属アレルギーの心配がない

問**18** ノンメタルクラスプデンチャーの欠点は

答**18** ①材料が着色・劣化しやすい
②研磨が困難
③維持部が破折しやすく，維持力調整や修理も困難
④支台装置の辺縁歯肉が非衛生的環境になる

問**19** ノンメタルクラスプデンチャーの成形方法は

答**19** 射出成形法

有床義歯技工学

◇参考文献一覧

1) 西浦 恂：歯科技工士教本/有床義歯技工学1. 総義歯編. 医歯薬出版, 東京, 1985.
2) 奥野善彦：歯科技工士教本/有床義歯技工学1. 局部床義歯編. 医歯薬出版, 東京, 1985.
3) 権田悦通ほか：歯科技工士教本/有床義歯技工学-全部床義歯技工学. 医歯薬出版, 東京, 1994.
4) 奥野善彦ほか：歯科技工士教本/有床義歯技工学-部分床義歯技工学. 医歯薬出版, 東京, 1995.
5) 関西地区歯科技工士学校連絡協議会：歯科技工学実習帳/有床義歯技工学. 第3版, 医歯薬出版, 東京, 1996.
6) 野村順雄編：歯科技工士のための図解歯科英語. 第2版, 医歯薬出版, 東京, 1986.
7) 尾花甚一：歯科技工全書/部分床義歯. 医歯薬出版, 東京, 1985.
8) 中沢 勇：部分床義歯学. 永末書店, 京都, 1983.
9) 小正 裕ほか：新歯科技工士教本/有床義歯技工学. 医歯薬出版, 東京, 2006.
10) 関西北陸地区歯科技工士学校連絡協議会編：有床歯科技工：歯科技工学実習トレーニング. 医歯薬出版, 東京, 2011.
11) 全国歯科技工士教育協議会編：最新歯科技工士教本 歯科理工学. 医歯薬出版, 東京, 2016.

新・要点チェック　歯科技工士国家試験対策4　新出題基準準拠
有床義歯技工学　　　　　　　　　　　ISBN978-4-263-43084-2

2020年5月10日　第1版第1刷発行
2023年1月20日　第1版第2刷発行

編　者　関　西　北　陸　地　区
　　　　歯科技工士学校連絡協議会

発行者　白　石　泰　夫

発行所　医歯薬出版株式会社

〒113-8612　東京都文京区本駒込1-7-10
TEL. (03)5395-7638(編集)・7630(販売)
FAX. (03)5395-7639(編集)・7633(販売)
https://www.ishiyaku.co.jp/
郵便振替番号　00190-5-13816

乱丁, 落丁の際はお取り替えいたします　　　印刷・三報社印刷／製本・皆川製本所